W0405174

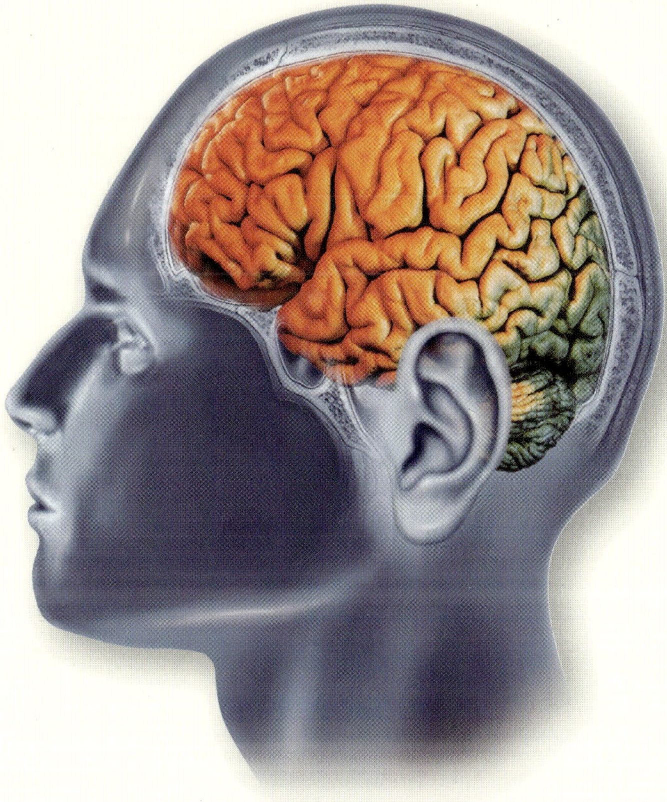

FIT IM KOPF

Ihr persönlicher Trainer
für geistige Vitalität

Bildnachweis:

Brand X Pictures: 6/7, 11, 14/15, 39, 65, 98 li.
Brauchl Peter: 61
Creativ Collection: 4
Digital Vision: 33
Dolinschek Karl-Heinz: 82
Foto Eisl: 41, 72, 74, 75, 76, 77, 78, 79, 80, 81, 83, 84, 85, 86, 88 (2-mal)
Foto Puchner: 47
Imagesource: 19, 36, 37, 98 re.
Klinik Pirawarth: 93 li. o.
MEV: 91, 94, 97
Photo Alto, Eric Audras: 70, 90
Photodisc: 99
Plejaden Communications: 111 – 112
Schlappack Otto: 42
Schweiger Peter: 18, 100 – 109

Autoren	Prim. Univ.-Doz. Dr. Udo Zifko Univ.-Doz. Mag. Dr. Ingrid Kiefer
unter Mitarbeit von	DGKS Regina Bachlechner Elisabeth Hewson Prof. Mag. pharm. Bernd Milenkovics
Layout, Satz, technische Bearbeitung	WOW!-Werbeoffice Wilbold, Martin Jurkowitsch, Kneipp-Verlag
Coverbild	© medicalpicture
© Copyright	Kneipp-Verlag GmbH, Kunigundenweg 10, A-8700 Leoben Zweigstelle: Millergasse 37/1, A-1060 Wien
Druck	Theiss GmbH, A-9431 St. Stefan

ISBN-10: 3-7088-0353-1
ISBN-13: 978-3-7088-0353-1

2. Auflage, Leoben, Jänner 2007

Inhalt

Vorwort

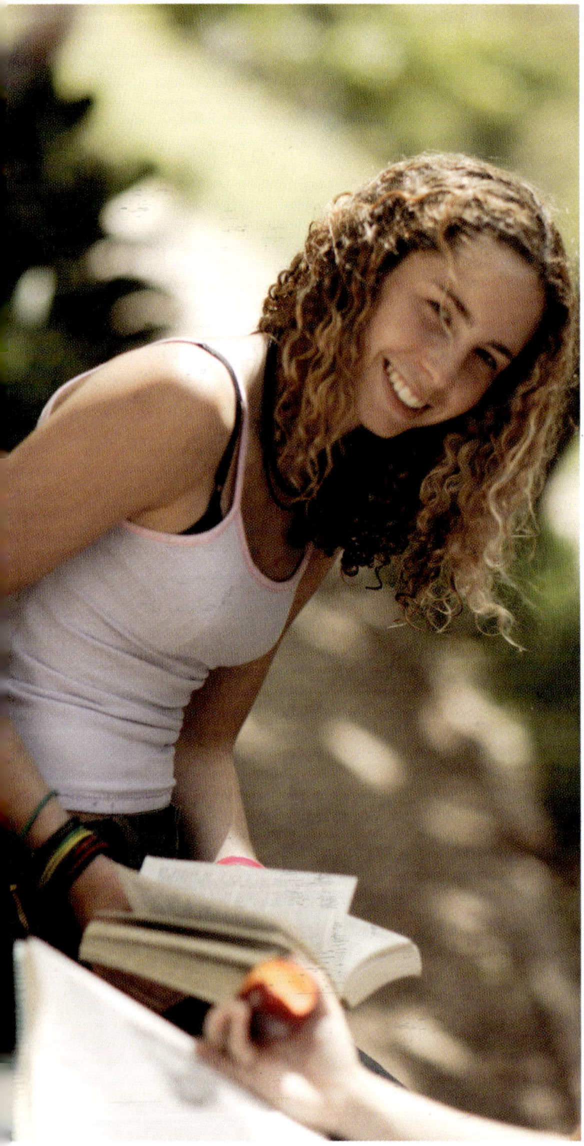

Geistige Vitalität ist nicht ein Geschenk der Natur oder eine Gnade für Einzelpersonen, sondern etwas, das wir alle in der Lage sind zu besitzen. Wie bei allen Schätzen dieser Natur oder dieses Lebens fällt sie einem meist nicht zufällig in den Schoß, sondern bedarf einer konstanten und regelmäßigen Einzelleistung um sie genießen zu können.

Wir benötigen unseren Willen und unsere Bereitschaft, unser wertvollstes Organ – das Gehirn – regelmäßig und liebevoll zu aktivieren und zu fördern. Unsere Millionen von der Schöpfung bereitgestellten Gehirnzellen können durch Nichtaktivierung und durch Raubbau, wie falsche Ernährung, Alkohol, Nikotin, Drogen und vieles andere im Laufe der Jahre absterben, oder durch Förderung zu einem unermesslichen Reservoir an Wissen, positiven Erinnerungen, positiven Assoziationen und geistiger Vitalität werden. Die Speicherkapazität unseres Gehirns übertrifft modernste Computer nach wie vor um ein Vielfaches und wäre bei richtigem Gebrauch auch wesentlich weniger anfällig für Fehlleistungen als so manche Computerprogramme.

Doch für viele ist der Weg um das zu erreichen unklar. Hier wollen wir zeigen, mit welcher Vielfalt an Möglichkeiten wir unser Gehirn fördern können und den Leser eine geistige Vitalität erleben lassen, welche uns eine Vielzahl an Bewunderern im engen Freundeskreis und eine Vielzahl an Neidern im erweiterten Bekanntenkreis bringt.

Die entsprechende Ernährung, der Lebensstil, die Pflege unserer Seele, der behutsame Umgang mit unserem Körper und spezifisches Training unserer Gehirnzellen sind die wichtigsten Schlüssel für den Erwerb und den Erhalt eines gut funktionierenden, vitalen Gehirns. Die konkreten Maßnahmen werden in diesem Buch detailliert beschrieben.

Die Darstellung krankhafter Prozesse, welche unsere Gehirnvitalität gefährden, mit den entsprechenden Vorbeuge- und Behandlungsmaßnahmen, stellen einen wichtigen Teil dieses Buches dar. Danach geht es aber vor allem um Förderungsprogramme für unsere grauen Zellen, wobei insbesondere zahlreiche konkrete Übungen zum »Hirnjogging« angeboten werden.

All diese Maßnahmen sollen dazu dienen, sich den immer wieder neuen Herausforderungen im Lauf des Lebens offen zu stellen und sie mit innerer Bereitschaft anzunehmen, denn wer gegen den Wandel der Zeit oder die im Laufe der Jahre eintretenden Änderungen ankämpft und versucht, sich diesen fernzuhalten, dem wird auch die Chance auf ein geistig aktives Leben verwehrt bleiben.

Das Kapitel Kinesiologie soll auf die einfache und sanfte Möglichkeit aufmerksam machen, etwas für das geistige und seelische Wohlbefinden zu tun. Gezielte Bewegungsübungen helfen Stress abzubauen und die Gehirntätigkeit anzuregen. Die Übungen sind gezielt auf die Steigerung der Gedächtnisleistung und Konzentration abgestimmt. Immer mehr Menschen finden durch Kinesiologie einen Weg zur Selbsthilfe, um körperlich und geistig rege zu bleiben – entdecken Sie es selbst!

Der folgende im 13. Jahrhundert von Dante Alighieri zitierte Spruch hat über die Jahrhunderte hinweg seine Bedeutung nicht verloren und ist von den Autoren als Leitspruch für dieses Buch gewählt worden:

Der eine schaut zu
wie sich die Zeit wandelt,
der andere sieht seine Chance
und handelt.

Prim. Univ.-Doz. Dr. Udo Zifko

Univ.-Doz. Mag. Dr. Ingrid Kiefer

Gedächtnis und Intelligenz

Über die Hirnfunktionen und den Bedarf des Gehirns mit seinen Milliarden von Nervenzellen in Bezug auf Sauerstoff, Vitamine, Neurotransmitter usw. ist vieles im Buch »Brainfood« geschrieben worden.

Wir wollen nun zum besseren Verständnis von Erkrankungen und Präventionsmöglichkeiten die Begriffe Gedächtnis und Intelligenz sowie gezieltes Gedächtnistraining etwas näher erläutern.

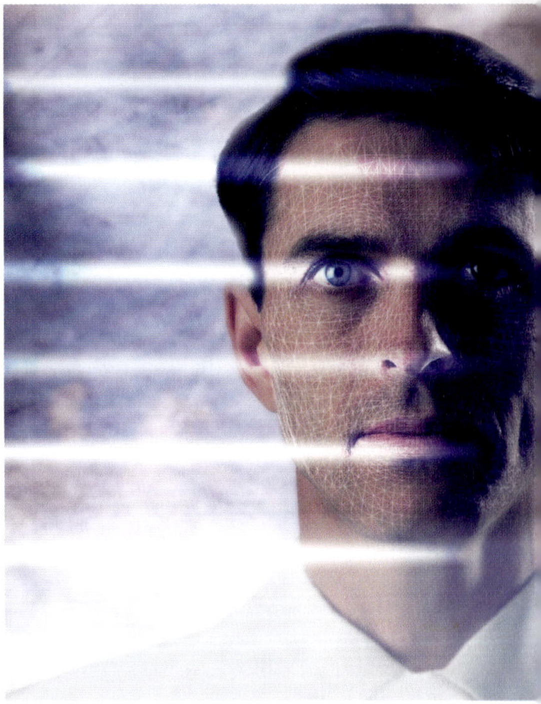

Gedächtnis

Das menschliche Gedächtnis bedient sich mehrerer Ebenen um Wahrgenommenes, Gehörtes und Gesehenes entweder gleich wieder zu vergessen oder erst gar nicht richtig aufzunehmen, kurzfristig abzuspeichern oder in das Langzeitgedächtnis einzubauen.

Dementsprechend haben Neuropsychologen die Gedächtnisleistungen in verschiedene Kategorien – Ultrakurzzeitgedächtnis, Kurzzeit- und Langzeitgedächtnis – eingeteilt.

Diese verschiedenen Gedächtnisfunktionen ermöglichen uns, die Vielzahl an wahrgenommenen Informationen (durchschnittlich hören wir täglich knapp 40.000 Wörter und lesen über 9.500 Wörter) entweder bewusst aufzunehmen, abzuspeichern und langfristig im Gedächtnis zu behalten oder binnen weniger Sekunden wieder zu vergessen. Dies passiert durch eine Vielzahl von Botenstoffen im Gehirn, welche die Informationen in unterschiedlichen Hirnarealen einspeichern.

Das Gedächtnis ist auch in unterschiedliche Kategorien eingeteilt, z. B. Namensgedächtnis, Zahlengedächtnis, optisches Gedächtnis für Gesichter. Fast jedes Gedächtnis ist individuell unterschiedlich gut ausgeprägt und so können sich Personen, welche sich Zahlen oft perfekt merken, verschiedene Gesichter oder Namen nur sehr schwierig einprägen.

Diese einzelnen Gedächtnisleistungen sind aber gezielt trainierbar und können in jedem Lebensalter geschult werden. Wichtig ist, dass das Gedächtnis nur eine kleine Teilleistung der Gesamtintelligenz ist. Das bedeutet, dass leichtere Gedächtnisstörungen im Alter ohne Beeinträchtigung der Intelligenz keinen wirklichen Krankheitswert haben und nicht mit einer Altersdemenz gleichzusetzen sind.

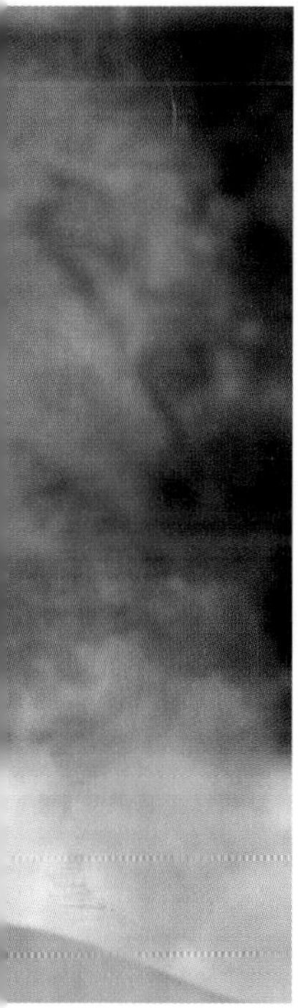

Das Gedächtnis ist besonders anfällig für Störungen wie Übermüdung, schlechte Ernährung, Medikamenteneinfluss, Alkoholeinfluss, schlechte Stimmung usw.

Gedächtnistraining war bereits in der griechischen Kultur, also vor knapp 2.500 Jahren, ein wichtiger Bestandteil der Gesundheitsförderung. Durch spezielle Übungen konnten griechische Gelehrte ganze Bücher auswendig lernen. Die so genannte Memo-Technik beruht auf der Verknüpfung beider Gehirnhälften. Die gleichzeitige Aktivierung der emotionalen und rationalen Gehirnfelder ermöglicht ein wesentlich rascheres Lernen und eine längerfristige Speicherung des Erlernten.

Einige typische Übungen zum Training des Ultrakurzzeitgedächtnisses:

Übung 1

Lesen Sie den folgenden Text so schnell wie möglich laut vor:

DERÜBERRAGENDEUNDÜB
ERRASCHENDEERFOLGJAP
ANISCHERCOMICSAUFDEM
HEIMISCHENZEITSCHRIFTE
NMARKTZEICHNETSICHDUR
CHZWEIBESONDERHEITENA
USEINERSEITSKOMMTDER
BOOMUMZEHNJAHREZUSP
ÄTUNDANDERERSEITSWIDE
RSPRICHTDERSIEGESZUGD
ERJAPANISCHENBILDER
GESCHICHTENALLENBISHE
RIGENREGELNUNDERFAH
RUNGSWERTENDERDEUTS
CHENCOMICSZENE

Übung 2

Blicken Sie nur ganz kurz (1 – 2 Sekunden) auf die unten stehenden Wörter, decken Sie den Text ab und schreiben Sie sofort danach möglichst viele davon nieder.

groß dick dunkel

klein dünn hell

Übung 3

Blicken Sie nur ganz kurz (1 – 2 Sekunden) auf die unten stehenden Wörter, decken Sie den Text ab und schreiben Sie sofort danach möglichst viele davon nieder.

Polizist	Ampel	Bäckerei
Opel	Moped	Gurt
Fahrrad	Kind	

Die wichtigste Gedächtnisfunktion zum Filtern und Abspeichern von Informationen ist das Kurzzeitgedächtnis. Während das Ultrakurzzeitgedächtnis die eintreffenden Informationen nach einem vorwiegend automatischen Schema aussondert, hat das Kurzzeitgedächtnis die Aufgabe zu entscheiden, was auf Dauer von Wichtigkeit sein könnte und was nicht.

Etwa 20 Minuten lang werden Informationen im Kurzzeitgedächtnis gespeichert. In dieser Zeit entscheidet sich, ob die Informationen dauerhaft im Gehirn verbleiben oder wieder gelöscht werden sollen. Dies passiert über einen chemischen Vorgang durch verschiedene Botenstoffe. Die wichtigste Mithilfe, Informationen länger als 20 Minuten zu behalten, liegt in der Wiederholung. Zusätzlich können Gedächtnisbrücken durch Vergleiche oder Veranschaulichung der Information den Speicherprozess erleichtern.

Zwei typische Übungsbeispiele dazu:

Übung 4

Versuchen Sie, diesen Einkaufszettel über die kritischen 20 Sekunden hinaus in Ihr Kurzzeitgedächtnis zu übertragen.

Lesen Sie die Posten zweimal ruhig und konzentriert durch und versuchen Sie, sich dabei alles zu merken.

1 kg Kartoffeln
250 g Butter
1 Bund Radieschen
16 Eier
1 kg Mehl
Waschmittel
Katzenfutter
1 Tafel Schokolade
Backpapier
Leberwurst

Decken Sie den Text nun ab und schreiben Sie in beliebiger Reihenfolge alles auf. Eine kleine Hilfe: Es waren zehn Posten auf der Liste.

Übung 5

Markus erzählt von seiner Interrail-Reise:

1. Erst sind wir nach Holland gefahren,
2. zwei Nächte waren wir in Amsterdam,
3. dann noch kurz in Rotterdam,
4. dann quer durch Belgien und Frankreich,
5. in einem durch mit dem Nachtzug,
6. nach Spanien, erst nach Madrid,
7. dann nach Barcelona,
8. die Sagrada Familia anschauen,
9. dann ein paar Tage an die Costa Brava
10. dann das Meer entlang zur Côte d'Azur,
11. am Schluss noch nach Italien,
12. bis nach Florenz und Pisa.
13. Dann ist uns das Geld ausgegangen,
14. deswegen sind wir mit dem Nachtzug heim,
15. mit dem Sonnenbrand meines Lebens!

Decken Sie die linke Spalte zu. Schreiben Sie nun in der richtigen Reihenfolge auf, wie die Reise von Markus verlaufen ist:

1. ____________________
2. ____________________
3. ____________________
4. ____________________
5. ____________________
6. ____________________
7. ____________________
8. ____________________
9. ____________________
10. ____________________
11. ____________________
12. ____________________
13. ____________________
14. ____________________
15. ____________________

Das Langzeitgedächtnis ist verantwortlich für eine dauerhafte Speicherung von Informationen, Daten und Fakten im Gehirn. Aber auch Langzeitgedächtnisinformationen müssen nicht lebenslang gespeichert werden. Im Falle eines gut gelernten Prüfungsstoffes werden Sie diesen im Langzeitgedächtnis über geraume Zeit behalten können. Sofern Sie die Information aber über den Prüfungszeitraum hinaus nicht mehr benötigen, werden Sie nach einiger Zeit Inhalte aus dem Erlernten vergessen. Im Gehirn selbst ist die Information jedoch weiterhin vorhanden und kann durch ein kurzes Wiederholen sehr viel rascher aktiviert werden als andere Informationen. Dementsprechend funktioniert die Langzeitgedächtnisaufnahme ebenfalls über Botenstoffe.

Um das Langzeitgedächtnis zu trainieren, müssen Dinge abgerufen werden, die man schon einmal gewusst hat. Dies ist in den Trainingsphasen oft schwierig zu bewerkstelligen, so dass auch viele Kurzzeitgedächtnisübungen hilfreich sein können. Wichtig ist es, die Übungen immer wieder, auch zu späteren Zeiten, zu wiederholen und erneut abzuprüfen.

Nachfolgend zwei Übungsbeispiele:

Übung 6

Notieren Sie mindestens 20 Wörter, die auf die Silbe »-ung« enden:

1. ______
2. ______
3. ______
4. ______
5. ______
6. ______
7. ______
8. ______
9. ______
10. ______
11. ______
12. ______
13. ______
14. ______
15. ______
16. ______
17. ______
18. ______
19. ______
20. ______

Natürlich gibt es viel mehr als 20. Wissen Sie noch mehr?

21. ______
22. ______
23. ______
24. ______

Übung 7

Nennen Sie mindestens 20 Küchengewürze:

1. ______________________
2. ______________________
3. ______________________
4. ______________________
5. ______________________
6. ______________________
7. ______________________
8. ______________________
9. ______________________
10. ______________________
11. ______________________
12. ______________________
13. ______________________
14. ______________________
15. ______________________
16. ______________________
17. ______________________
18. ______________________
19. ______________________
20. ______________________

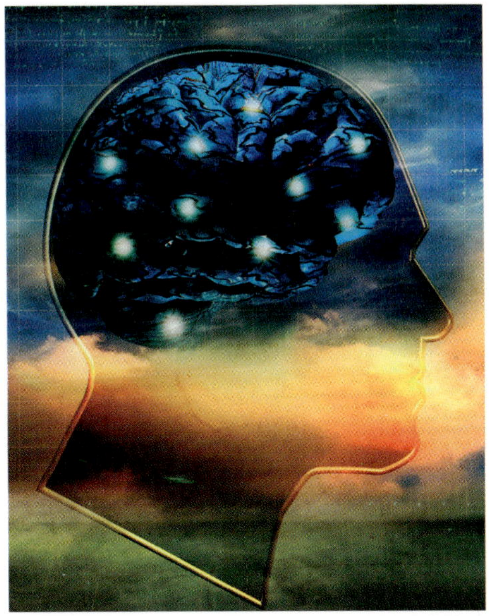

Intelligenz

Intelligenz wird definiert als die Fähigkeit, Probleme schnell und effektiv zu lösen. Diese Probleme umfassen alle Bereiche des Lebens, also sowohl praxisbezogene als auch theoretisch abstrakte Probleme. Intelligenz ist aber keine fixe Größe, sondern unterliegt laufenden Variationen, welche von Tagesverfassung, Aufmerksamkeit, Konzentration und verschiedenen Teilbereichen abhängig ist.

Trotzdem wird versucht, die Intelligenz standardmäßig mit bestimmten Tests möglichst objektiv zu messen, und es wird der so genannte Intelligenzquotient, auch IQ genannt, ermittelt. Jeder dieser Intelligenztests liefert als Resultat eine Messzahl für die Intelligenz, wobei der IQ von 100 als Durchschnitt gilt. Ein höherer IQ-Wert spricht für ein höheres Maß an Intelligenz. Weniger als 100 IQ bedeutet aber nicht automatisch, schlechtere berufliche Zukunftsaussichten zu haben. Hier ist es wichtig, die gut ausgeprägten Teilbereiche der eigenen Intelligenz kennen zu lernen und in diesen Bereichen seine berufliche Chance zu finden. Gleichzeitig können die Ebenen mit verminderter Intelligenzfunktion durchaus trainiert werden.

Ein häufiger Irrglaube ist, dass Intelligenz angeboren ist. Dies trifft nur in geringem Maße zu. Insbesondere werden nur 10 % unserer geistigen Fähigkeiten wirklich genutzt, d. h. dass nahezu bei jeder Person über 90 % der geistigen Kapazität ungenützt bleiben. Dieses ungenützte Potential ermöglicht es uns, durch spezifische Übungen und durch Training die vorhandenen Reserven zu stärken.

Intelligenz setzt sich aus einer Unzahl verschiedener Leistungen und Fähigkeiten zusammen. Es wurden etwa 120 verschiedene Intelligenzfaktoren des menschlichen Denkens gefunden. In anderen Modellen werden die Intelligenzbereiche auf vier Dimensionen beschränkt. Somit gibt es unterschiedliche Ansätze, unsere Intelligenzfaktoren und Leistungen zu beurteilen.

Eine vernünftige Darstellung der verschiedenen Intelligenzdimensionen ist folgende Klassifizierung nach Thursdone:

Raumvorstellung
Wortflüssigkeit
Sprachintelligenz
Mathematische Dimension
Wahrnehmungsgeschwindigkeit
Gedächtnis- und Merkfähigkeit
Logisches Denken im Sinne von schlussfolgerndem Erkennen und Anwenden von Regeln

Diese sieben Dimensionen der Intelligenz sind nahezu bei jedem Menschen unterschiedlich ausgeprägt. Im Idealfall zeichnet sich der Intellekt dadurch aus, dass alle Intelligenzfaktoren ziemlich gleich gut entwickelt sind. Man spricht dann von einem ausgewogenen Intelligenzprofil. Dieses ist noch wichtiger als der absolute IQ-Wert. Gleichzeitig ist es aber – wie bereits erwähnt – wichtig, eventuelle Teilleistungsschwächen zu erkennen und spezifisch zu behandeln.

Nachfolgend finden Sie einige Übungen, wie sie bei Intelligenztests häufig vorkommen:

Übung 1

Welches Symbol gehört an die Stelle des Fragezeichens?

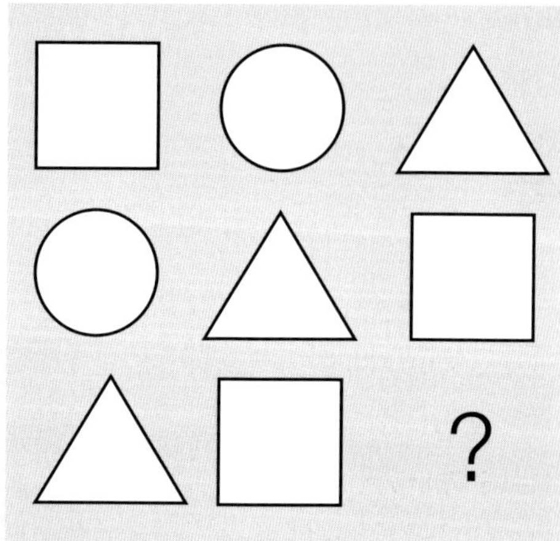

Übung 2

Welcher Buchstabe setzt die Reihe logisch fort?

Q Z E Q Z F
Q Z G ?

Übung 3

Welcher Buchstabe gehört an die Stelle des Fragezeichens?

A B A C A D A E A ?

Übung 4

Ergänzen Sie diesen Ausspruch.

Alles was Flügel hat ...

A: ... springt.
B: ... stinkt.
C: ... fliegt.
D: ... wird auch gerupft.

Übung 5

Zu welcher Kategorie gehört das vermischte Wort nicht?

NEPLA

A: Gebirge
B: Land
C: Teil Europas

Übung 6

Welche Zahl gehört in die Klammer?

5	(5)	10
7	(.)	15

Übung 7

Welches Wort passt nicht zu den anderen?

OZON SAUERSTOFF NEON
WASSERSTOFF GOLD
KOHLENSTOFF

Übung 8

Welcher Buchstabe folgt?

A C B D C ?

Übung 9

Welches der unteren Wörter passt zu den oberen?

BARREN AU PUNZE
NATIONALBANK
Katzengold Stein der Weisen
Buntstift

Was beeinträchtigt die Gehirnleistung?

Geistige Müdigkeit, Unkonzentriertheit

Geistige Müdigkeit oder Unkonzentriertheit ist keineswegs eine Erkrankung. Da dieser Zustand aber nicht unsere gesunde Hirnfunktion widerspiegelt, wird er an dieser Stelle beschrieben.

Jeder von uns kennt Tage oder Momente, an denen wir uns geistig ausgelaugt fühlen. Die einfachsten Namen, Dinge oder Telefonnummern fallen uns nicht ein, einfache Kopfrechnungen werden zu einer mathematischen Herausforderung und wir haben schlichtweg das Gefühl, an beginnender Alzheimer-Erkrankung zu leiden. In den meisten Fällen bemerken wir relativ bald, dass sich der Zustand scheinbar wie von alleine wieder auflöst und unsere Gehirnfunktion zur Normalform zurückkehrt.

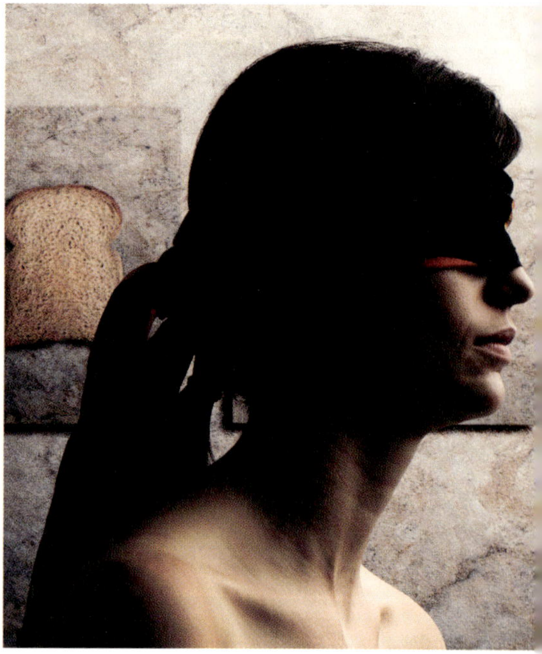

Ursachen für geistige Ermüdung

- falsche Ernährung
- Sauerstoffmangel
- Flüssigkeitsmangel
- Alkoholeinwirkung
- bestimmte Medikamente
- Nikotin
- Bewegungsmangel
- Schlafstörungen
- Überarbeitung
- seelische Trauer bzw. seelisches Ungleichgewicht
- organische Erkrankungen: Blutarmut, Tumore, Hirnerkrankungen, Infektionserkrankungen, Fieber u. a.

Was steckt nun hinter solchen Phasen geistiger Abgeschlagenheit und verminderter Konzentrationsleistung? Meist sind es einige der in der Tabelle angeführten Faktoren, welche zusammenspielen, oder eine einzelne Ursache, die sehr stark ausgeprägt ist.

Ernährung

Sowohl die Quantität als auch die Qualität der täglichen Ernährung spielen eine große Rolle, wenn es um geistige Müdigkeit und Konzentration geht. Nach einem ausgiebigen, schweren Essen fühlt man sich träge beziehungsweise müde und die Konzentrationsfähigkeit ist stark beeinträchtigt. Man sehnt sich richtig nach etwas Schlaf und jede Art von geistiger Aktivität fällt besonders schwer.

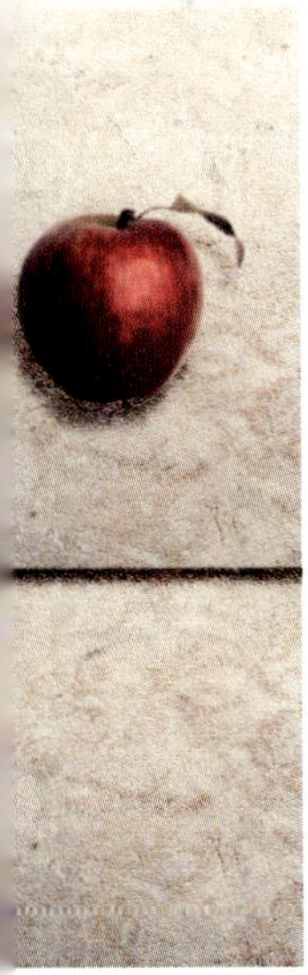

Die Verdauung beansprucht nach einer üppigen Mahlzeit sehr viel Blut. Die Folge ist, dass das Gehirn weniger Sauerstoff und Nährstoffe erhält und dadurch die Leistungsfähigkeit sinkt. Je länger die Verweildauer des aufgenommenen Essens im Magen ist, desto größer ist die geistige Müdigkeit. Normalerweise beträgt die Zeitdauer, die eine Speise für die Passage des Magens benötigt, zwischen 1 und 6 Stunden. Sehr fette Speisen bleiben aber noch länger im Magen liegen. Ein fetter Schweinebraten oder eine Portion Gans liegt schon bis zu 7 Stunden und beeinträchtigt die Leistungsfähigkeit sehr langfristig.
Besonders schwer verdaulich sind Ölsardinen – sie können sogar bis zu 9 Stunden im Magen verweilen. Daher kommt auch das Sprichwort »ein voller Bauch studiert nicht gern« – das Essen liegt sprichwörtlich wie ein Stein im Magen.

Für die geistige Fitness sind kleine, fettarme Mahlzeiten von besonderer Bedeutung. Also statt Schweinebraten mit Knödel, Schnitzel oder Currywurst mit Pommes lieber eine Portion gegrilltes Fleisch oder Fisch mit Gemüse oder Salat.

Sehr große, üppige Portionen am Abend können aber auch die Nachtruhe negativ beeinflussen. Sie werden zu belastenden Brocken, die zu unruhigem Schlaf führen können und sogar dafür verantwortlich sind, dass schlecht geträumt wird.

Zur Einschränkung der Leistungsfähigkeit, zu Konzentrationsschwäche und Müdigkeit kommt es aber auch, wenn Mahlzeiten ausgelassen werden. Wer auf ein Frühstück verzichtet, startet viel weniger aktiv in den Tag. Sehr lange Zeitabstände (mehr als 5 Stunden) zwischen den Mahlzeiten führen sehr leicht zu einer Unterversorgung mit wichtigen Nährstoffen und wirken sich so wieder negativ auf die geistige Vitalität aus.

Ganz wesentlich für die geistige Fitness ist der Blutzuckerspiegel und damit die Kohlenhydrate in der Ernährung. Sie sind der Treibstoff für das Gehirn. Je nach Zusammensetzung werden sie mehr oder weniger schnell vom Verdauungstrakt ins Blut aufgenommen. Zusammengesetzte Kohlenhydrate wie beispielsweise Stärke müssen vorerst in kleine Zuckermoleküle zerlegt werden und können somit nur langsam resorbiert werden. Dadurch kommt es zu einem verzögerten und – noch viel wichtiger – zu einem niedrigen Anstieg des Blutzuckers. Werden schnell verfügbare Kohlenhydrate (z. B. Zucker, Süßes, Weißbrot etc.) aufgenommen, kommt es zu einer raschen, kurzfristigen Erhöhung des Blutzuckerspiegels. Eine vermehrte Ausschüttung von Insulin führt sehr schnell zu einem Abfall des Zuckerspiegels und in der Folge zur Unterzuckerung mit der damit verbundenen Müdigkeit, Abgeschlagenheit und Konzentrationsschwäche.

Ein konstanter Blutzuckerspiegel hingegen gewährleistet die volle Leistungsfähigkeit und verhindert Ermüdungserscheinungen.

Zusätzlich gibt es eine Reihe von Vitaminen und Mineralstoffen, die die Vitalität unterstützen. Ist man durch eine falsche Nahrungsmittelauswahl mit diesen Vitalstoffen unterversorgt, kommt es genauso zu Leistungseinbußen. Eine besondere Bedeutung spielen hier vor allem die B-Vitamine und das Magnesium.

Maßnahmen gegen eine falsche Ernährung

- täglich Obst und Gemüse
- täglich Getreide und Getreideprodukte, bevorzugt Vollkorn
- wenig tierische Fette
- kleine Portionen
- regelmäßige Mahlzeiten

Die richtige Nahrungsmittelauswahl sorgt für die optimale Vitalität des Gehirns. Obst, Gemüse und Vollkornprodukte liefern den richtigen Treibstoff und die entsprechenden Vitalstoffe.

Sauerstoffmangel

Kein anderes Organ des menschlichen Körpers ist so anfällig gegenüber Sauerstoffmangel wie das Gehirn.

Der akute Sauerstoffmangel kann zu schwerwiegenden Erkrankungen (Schlaganfall nach Gefäßverschluss) führen, ein ständiger Sauerstoffmangel (z. B. Höhenrausch, Bewusstlosigkeit, Aufenthalt in Kellern oder anderen unterirdischen, nicht belüfteten Räumen) kann in seiner noch mildesten Form Unkonzentriertheit und geistige Müdigkeit verursachen.

Alle Stoffwechselvorgänge im Gehirn benötigen reichlich Sauerstoff, so dass auf eine adäquate Sauerstoffzufuhr zu achten ist. Die Basis dafür ist eine intakte Herz-Kreislauf-Funktion, welche wiederum wesentlich von regelmäßiger Bewegung und richtiger Ernährung abhängt. Das langfristige Arbeiten in schlecht gelüfteten Räumen, in Räumen mit technisch unzureichenden Klimaanlagen mit erhöhter Schadstoffemission und andere Faktoren können wiederholt zu typischen Beschwerden des Sauerstoffmangels führen. Unentbehrlich für den Sauerstofftransport ins Gehirn ist der rote Blutfarbstoff Hämoglobin, dieser enthält wiederum Eisen. Ein Eisenmangel äußert sich unter anderem durch Blässe der Haut und Müdigkeit. Eisenreich sind rote Fleischsorten (Kalb, Lamm, Rind), Kürbiskerne, Sesam, Hirse, Mohn, Hafer, Hefe, Spinat, Brunnenkresse usw. Aus pflanzlichen Lebensmitteln wie Getreide und Gemüse wird Eisen nur zu 10 %, aus tierischen jedoch zu 30 % verwertet. Kombiniert man beide Lebensmittelgruppen, verdoppelt sich die Ausnutzung. Vitamin-C-reiche Lebensmittel verbessern auch die Verfügbarkeit.

Symptome bei chronischem Sauerstoffmangel des Gehirns

- Konzentrationsverminderung
- Gereiztheit
- verminderte Aufmerksamkeit
- verlangsamte Auffassung
- verminderte Neugedächtnisfunktion (Kurzzeitgedächtnis)
- Spannungskopfschmerzen

Merke

Maßnahmen zur Vorbeugung gegen Sauerstoffmangel

- ausreichende Flüssigkeitszufuhr,
- richtige Ernährung,
- regelmäßiges Lüften des Raumes,
- ausreichend körperliche Bewegung,
- Vermeiden von Nikotin,
- keine zu engen Blusen / Hemden am Hals.

Ausreichendes Trinken, richtige Ernährung, regelmäßiges Lüften des Raumes sowie gute körperliche Fitness sind entscheidend für eine optimale Zufuhr von Sauerstoff.

Sobald bei Ihnen während eines Arbeitstages oder bei anderer Gelegenheit vermehrt Unkonzentriertheit, geistige Müdigkeit, Abgeschlagenheit, Gereiztheit oder leichte Kopfschmerzen auftreten, überprüfen Sie, ob Sie Ihrem Körper genügend Sauerstoff in Form von richtiger Ernährung, Flüssigkeit und Frischluft zugeführt haben. Sollte dies nicht der Fall sein, reagieren Sie nicht mit einer klassischen Kaffee- und Zigarettenpause zur Beruhigung und zur Ablenkung, sondern mit leichten körperlichen Fitnessübungen, einem Kneipp-Armguss, einem kleinen Spaziergang im Freien, essen Sie Obst und nehmen Sie ausreichend Flüssigkeit zu sich, am besten geeignet ist mildes Mineralwasser oder Leitungswasser.

Keinesfalls sollten Sie diese ersten Anzeichen von Sauerstoffmangel übergehen oder gar mit Nikotin- und Koffeingenuss bzw. dem sinnlosen Vollstopfen von Süßigkeiten, welche nur kurzfristig aufputschen und danach erst recht zu geistiger Müdigkeit führen, reagieren.

Flüssigkeitsmangel

Besonders sensibel reagiert das Gehirn auf Flüssigkeitsmangel. Das menschliche Gehirn besteht zu 75 % aus Wasser. Eine ausgeglichene Wasserbilanz ist eine wichtige Voraussetzung für die Gehirnfunktion. Innerhalb von 24 Stunden fließen etwas 1.400 Liter durch das Gehirn. Diese Flüssigkeit dient vor allem als Lösungs- und Transportmittel. Jede Zelle wird dadurch mit den notwendigen Nährstoffen versorgt. Schon sehr leichte Wasserdefizite führen zu erheblicher Beeinträchtigung des Wohlbefindens und der Leistungsfähigkeit. Müdigkeit und Kopfschmerzen können ebenso wie Konzentrationsmangel und Gedächtnisstörungen auf einen Flüssigkeitsmangel zurückzuführen sein. Bereits ab einem Flüssigkeitsverlust von 2 % kommt es zur Reduktion der Leistungsfähigkeit und der Konzentration, aber auch das Kurzzeitgedächtnis leidet merklich darunter.

Wenn der Körper Durst signalisiert, hat eine Dehydration und der daraus resultierende Leistungseinbruch zumeist schon stattgefunden. Im Alter lässt zusätzlich das Durstgefühl nach, genauso wie unter Stress – dabei wird das Durstgefühl unterdrückt. Durst ist insgesamt kein verlässlicher Indikator für einen Flüssigkeitsbedarf, da dieser ganz individuell wahrgenommen wird. Aus diesem Grund sollte regelmäßig über den Tag verteilt getrunken werden, ideal ist eine Flüssigkeitszufuhr beim Erwachsenen von 1,5 bis 2 Litern. Diese Menge muss bei körperlicher Anstrengung, warmen Temperaturen oder bei fieberhaften Erkrankungen erhöht werden.

Zusätzlich hängt die erforderliche Flüssigkeitsmenge von der Ernährung ab. Wer viel Obst und Gemüse isst, nimmt dadurch auch mehr Wasser auf, da diese Lebensmittel selbst einen sehr hohen Wasseranteil haben.

Je mehr Fleisch oder Käse gegessen wird, desto mehr Wasser sollte getrunken werden. Besonders geeignet sind Wasser und Mineralwasser, verdünnte Fruchtsäfte und ungesüßte Früchte- und Kräutertees.

Koffein

Koffein ist in Kaffeebohnen, im getrockneten schwarzen und grünen Tee, im Mate- oder Paraguay-Tee enthalten. Man findet die anregende Substanz auch in Kolanüssen, Kakaosamen und in der Guaranapflanze.

Je nach Gewöhnung wirken 50 bis 200 mg Koffein beim Erwachsenen anregend. Dadurch werden Ermüdungserscheinungen beseitigt und der Lernprozess wird erleichtert. Für die Erhöhung der geistigen Aufnahmefähigkeit, die Anhebung der Stimmung, die verbesserte Gedächtnisleistung sowie eine verringerte Fehlreaktion und eine Verkürzung von Reaktionszeiten ist die Wirkung des Koffeins im zentralen Nervensystem verantwortlich.

Die anregende Wirkung ist aber durch eine höhere Dosis nicht steigerbar. Im Gegenteil: Durch übermäßigen Koffeinkonsum kann es zu Konzentrationsschwäche, Gedankenflucht, Fahrigkeit, Nervosität und Schlaflosigkeit kommen.

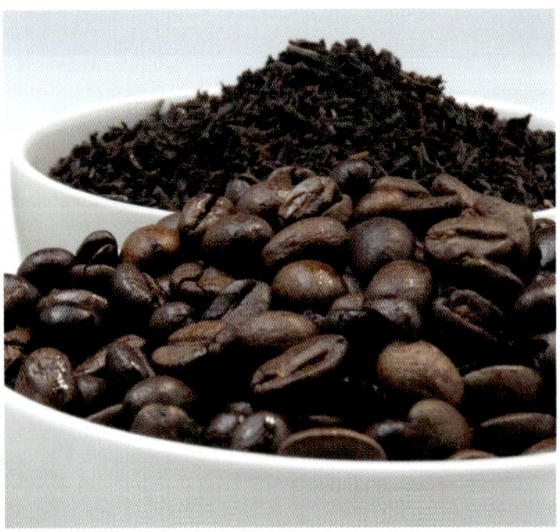

Koffein aus Kaffee- und Colagetränken wirkt ungefähr nach 20 Minuten. Hingegen bewirkt das Koffein aus Tee eine mildere Anregung, die jedoch länger anhält. Im Tee ist das Koffein an verschiedene Substanzen gebunden und nicht so leicht verfügbar. Man kann durch die Ziehzeit die anregende oder beruhigende Wirkung selbst bestimmen: Kurze Ziehzeiten (zwei bis drei Minuten) führen zu einer anregenden Wirkung, da bereits nach zwei Minuten der größte Teil des Koffeins gelöst ist, jedoch nur ein geringer Teil der Gerbstoffe, die die Koffeinwirkung mindern.

Ziehzeiten von etwa 5 Minuten wirken durch die hohe Lösung der Gerbstoffe beruhigend. Durch langes Ziehen wird noch zusätzlich ein anderer Inhaltsstoff des Tees, das Theanin, herausgelöst. Auch dieser Stoff fängt die anregende Wirkung des Koffeins ab.

Ebenso wird das Koffein von Guarana durch den hohen Anteil an Ballaststoffen langsam an den Körper abgegeben. Die Wirkung hält somit auch länger an.

Alkohol

Es bedarf nicht vieler Worte um zu erklären, dass Alkohol ein Nervengift ist, welches nicht nur die Gehirnzellen unmittelbar schädigt, sondern auch noch Stunden nach dem Alkoholkonsum durch die unterschiedlich schnelle Ausscheidung des Alkohols zwischen Gehirnflüssigkeit und Blut zu einer verminderten geistigen Leistungsfähigkeit führt. Paradoxerweise – und Sie werden es durchaus schon erlebt haben – kann aber insbesondere kohlensäureversetzter Alkohol – ein Glas Sekt, Sekt-Orange oder ein mit Mineralwasser gespritzter Wein – kurzfristig zu einer Verbesserung der Hirnfunktion führen. Dies passiert über eine kurzfristige Zellaktivierung, durch die Kombination der Flüssigkeit sowie den anregenden Wirkmechanismus der Kohlensäure.

Je nach Verträglichkeit und Gewohnheit wird aber schon ein Glas von solch einem Getränk nach kurzer Zeit zu vermehrter Müdigkeit führen so dass sich der negative Bumerangeffekt schlimmer als der kurzfristige positive Effekt auswirkt. Gerade bei »geeichten« Personen ist dies jedoch besonders gefährlich, da unabhängig von der Gedächtnisfunktion die Konzentrationsleistung jeder Person unter auch noch so geringem Alkoholeinfluss leidet, und mit jeder Promille Alkohol im Blut sowohl die geistige als auch die körperliche Reaktionszeit dramatisch abnimmt.

Neben der verminderten beruflichen Leistungsfähigkeit ist dies natürlich dann von besonderer Bedeutung, wenn auch andere Personen durch diese verminderte Konzentrationsleistung gefährdet werden, insbesondere beim Lenken von Kraftfahrzeugen oder vergleichbaren Tätigkeiten.

Medikamente

Da ein Medikament nur dann hilfreiche Wirkung haben kann, wenn es auch Nebenwirkungen hat, können bei vielen Medikamenten, die im Gehirn ansetzen, Störungen der Gedächtnis- und Konzentrationsfähigkeit auftreten. Das trifft auf nicht alle, aber einige Antidepressiva (Stimmungsaufheller), Analgetika (schmerzstillende Medikamente), Antiepileptika (Medikamente gegen Anfallsleiden) und andere Medikamente zu. Auch bei der Einstellung des Blutdruckes kann es in den ersten Tagen durch die gewünschte Senkung des Blutdrucks zu einer scheinbar verminderten geistigen Leistungsfähigkeit kommen. Wichtig ist, dass nicht jeder gleich reagiert, und auch wenn im Beipacktext mögliche Gedächtnisstörungen oder Konzentrationsmangel als potentielle Nebenwirkungen angeführt werden, dies nicht automatisch eintreten muss und man nach dem Lesen des Beipacktextes nicht auf sämtliche Nebenwirkungen zu warten hat. Wichtig ist jedoch, bei der Verschreibung eines neuen Medikamentes mit dem Arzt über die möglichen Nebenwirkungen zu sprechen und das Medikament eventuell in langsamer Dosierung einzuschleichen bzw. an einem Wochenende mit der Medikation zu beginnen, oder zumindest nicht an einem Tag, wo eine hohe Konzentrations- und Gedächtnisleistung besonders gefragt ist.

Bei all diesen Medikamenten führt das Absetzen bzw. Ausschleichen wiederum zu einer raschen Normalisierung der Hirnfunktion. Es gibt keine Substanz am Markt, welche zu bleibenden Gehirnschäden führen würde.

Im gleichen Atemzug muss gesagt werden, dass zahlreiche Medikamente natürlich die Gehirnfunktion verbessern. Dies sind nicht

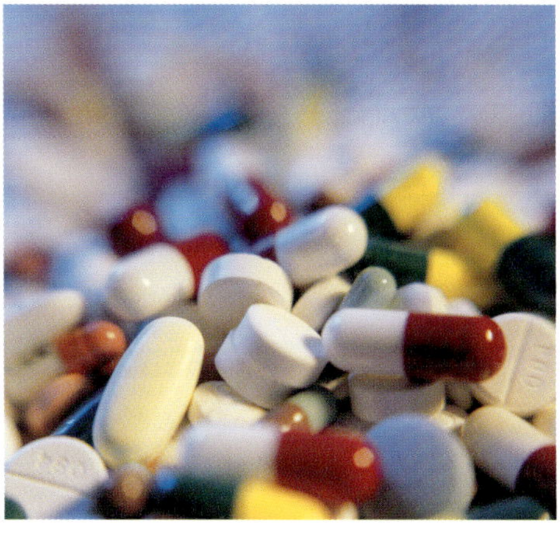

nur Medikamente, die unmittelbar im Gehirn wirken (auf diese wird im Buch auch noch ausführlich eingegangen werden) sondern durchaus Medikamente, welche die Durchblutung der kleinen Gefäße verbessern, oder Medikamente, welche den Herzmuskel und somit die Blutzirkulation im Körper fördern.

Bei den spezifischen Medikamenten für eine verbesserte Gehirnfunktion gibt es unterschiedliche Substanzgruppen:

Nootropika

Bei diesen Medikamenten handelt es sich um Substanzen, welche den Gehirnstoffwechsel verbessern. Sie bewirken eine verbesserte Lernfähigkeit, eine gesteigerte Frischgedächtnisfunktion (die Fähigkeit, Neues zu behalten) sowie eine erhöhte Aufmerksamkeit. Der Einsatz dieser Medikamente erfolgt aber nicht vorbeugend, sondern erst beim Auftreten von Gedächtnisstörungen oder bestimmten Hirnerkrankungen. Die Höhe der Dosierung und die Dauer der Medikamenteneinnahme richten sich ausschließlich nach ärztlicher Verordnung.

Beispiele für diese Medikamente sind Nootropil-Tabletten®, Cerebryl-Tabletten® und andere.

Vasoaktive Substanzen

Medikamente zur Steigerung der Durchblutung (vasoaktive Medikamente) werden vor allem bei Gedächtnisstörungen und Demenzen verschrieben, welche auf einer schlechten Durchblutung beruhen.

Ebenso wie die Nootropika und die nachfolgend angeführten Medikamente dürfen sie nur nach ärztlicher Verordnung eingenommen werden. Häufig werden die gefäßerweiternden Medikamente auch bei einer Reihe anderer Erkrankungen wie Durchblutungsstörungen der Beine (Schaufenstererkrankung) oder des Herzens (koronare Herzerkrankung, Angina pectoris) verabreicht. Nach Schlaganfällen sind solche Medikamente ebenfalls zumindest einige Monate hindurch erforderlich. Gleichzeitig können sie auch andere Symptome wie Schwindel gut behandeln. Dies gilt zum Beispiel für Trental®, Vasonit® und zahlreiche Generika der Grundsubstanz Pentoxyphillin.

Gerinnungshemmende Medikamente

Eine milde oder eine komplette Blutverdünnung dient der besseren Fließeigenschaft des Blutes und somit der besseren Gefäßdurchdringung des Blutes in den jeweiligen Organen, so auch dem Gehirn.

Gerinnungshemmende und blutverdünnende Medikamente werden generell nach einem Schlaganfall, einer Herzerkrankung oder bestimmten Operationen eingesetzt. Es handelt sich hierbei um eine Dauertherapie, welche konsequent eingehalten werden muss. Die Art des ausgewählten Medikamentes und die Dosierung richten sich nach verschiedenen Kriterien, so dass auch hier eine Einstellung durch den Arzt erforderlich ist. Die am häufigsten verschriebene Substanz ist diesbezüglich die Acetylsalicylsäure in niedriger Dosierung (30, 50 oder 100 mg). Es handelt sich dabei um Medikamente wie Thrombo-ASS® und die zahlreichen Generika wie Herz-ASS® und andere.
Die Verträglichkeit der niedrig dosierten »Aspirine« ist generell sehr gut. Allerdings bestehen gelegentlich Allergien gegen diese Substanz. Häufiger können Entzündungen des Magens und des Zwölffingerdarms auftreten. Diese können gut mit einem Magen-

schutzmedikament behandelt werden, wobei bei älteren Patienten (> 65 Jahre) bereits vorbeugend Magenschutz mit einem Thrombo-ASS® verschrieben wird.

Von der Einnahme einer Aspirin-Medikation ohne jegliche vorher bestehende Gefäßerkrankung des Herzens und/oder des Gehirns muss jedoch abgeraten werden. Ein Nutzen für die Gesundheit konnte mit dieser Maßnahme wissenschaftlich nicht nachgewiesen werden.

Das Risiko einer spontanen Blutung oder einer lang andauernden Blutung bei einer Verletzung ist in diesen Fällen größer als der Nutzen für die Vermeidung eines Herzinfarktes oder Schlaganfalles. Hingegen kann bei Patienten nach bereits erlittenem Herzinfarkt oder Schlaganfall ein erneutes Krankheitsereignis mit Thrombo-ASS® sehr gut minimiert werden, und der positive Effekt ist viel größer als die Nebenwirkungsrate.

Das Medikament Asasantin® beinhaltet neben der Acetylsalicylsäure auch noch eine andere durchblutungsfördernde Substanz, nämlich Dipyridamol. Der Nutzen für die Schlaganfallvorsorge ist etwa vergleichbar mit Thrombo-ASS®, eine Untersuchung ergab sogar Hinweise auf eine geringfügig bessere Wirksamkeit als Thrombo-ASS®. Generell gelten beide Substanzen als gleichwertig für die Vermeidung eines weiteren Schlaganfalles.

Sollte allerdings trotz der regelmäßigen Einnahme dieser Medikamente ein neuerliches akutes Gefäßereignis wie Herzinfarkt oder Schlaganfall aufgetreten sein, ist die Einstellung auf das Medikament Plavix® anzuraten.

Gleiches gilt auch für den Fall einer Unverträglichkeit gegenüber der Acetylsalicylsäure oder andauernder Magenbeschwerden trotz Magenschutz.

Eine starke Blutverdünnung durch Marcoumar® oder Sintrom® ist nur in bestimmten Fällen (nach einem Blutgerinnsel, bei Herzrhythmusstörungen oder nach bestimmten Herzklappenoperationen u. Ä.) erforderlich.

Alzheimer-Medikamente

Die Behandlung der Alzheimer-Erkrankung mit Cholinesterasehemmern verbessert den Krankheitsverlauf, kann aber die Erkrankung nicht ausheilen. Cholinesterasehemmer wie Aricept®, Cognex®, Reminyl®, Exelon® oder Nivalin® verbessern sowohl die Gedächtnisleistung als auch die Symptome Wahn, Trugbild und Teilnahmslosigkeit. Eines dieser 4 Präparate wird Patienten mit leichter oder mäßiger Demenz verordnet.

Übersicht Medikamente

Nootropika
- verbessern den Gehirnstoffwechsel

Vasoaktive Substanzen
- steigern die Durchblutung

Gerinnungshemmende Substanzen
- verbessern die Fließeigenschaften des Blutes

Alzheimer-Medikamente
- fördern die Gedächtnisleistung

Die an großen Patientenzahlen geprüften Cholinesterasehemmer zeigen in der Standarddosierung nach 24 Wochen im Vergleich zu einem Placebo deutlich bessere Werte in einer Skala, die vor allem die Denkleistung beurteilt. Der Behandlungserfolg ist dabei bereits nach 6 Wochen feststellbar. In Langzeitbeobachtungen konnte man einen anhaltend positiven Effekt im Vergleich zum erwarteten Verlauf von unbehandelten

Patienten nachweisen. Während der Behandlung wurde das Denkleistungsniveau, das vor Beginn der Erkrankung bestand, erst nach 9 Monaten auf Grund des Fortschreitens der Erkrankung unterschritten.

Dies ist wertvolle gewonnene Zeit für den Patienten und den pflegenden Angehörigen. Auch eine mehrjährige Behandlung mit diesem fest in der Therapie verankerten Mittel wird von den Patienten meist gut vertragen. Obwohl die Cholinesterasehemmer den Krankheitsverlauf über ca. 1 Jahr stabilisieren können, dürften sie – leider – nicht wirklich in das Krankheitsgeschehen eingreifen.

Die typischen Nebenwirkungen eines Cholinesterasehemmers sind in wechselnder Ausprägung zu beobachten. Fallweise ist mit Durchfall, Muskelkrämpfen, Müdigkeit, Übelkeit und Erbrechen zu rechnen. Selten kommt es auch zu einer Verlangsamung des Herzschlags, besonders bei Patienten mit schon vorgeschädigtem Herzen ist Vorsicht geboten.

Medikamente, welche Hirnfunktionen vorübergehend schädigen können:

- Beruhigungsmedikamente
- bestimmte Stimmungsaufheller
- Epilepsiemedikamente
- Schlafmittel
- bestimmte Schmerzmedikamente (vor allem Opiate)
- bestimmte Herzmedikamente (z. B. Beta-Blocker)
- bestimmte Medikamente zur Förderung der Harnkontinenz
- bestimmte blutdrucksenkende Medikamente u. a.

Merke

Maßnahmen gegen die Schädigung des Gedächtnisses durch Medikamente:

- langsames Einschleichen solcher Medikamente,
- Beginn der Therapie an geistig nicht anstrengenden Tagen,
- Überlegung möglicher Alternativen,
- bewusste Gegenmaßnahmen wie vermehrte Sauerstoffzufuhr, vermehrte Flüssigkeitszufuhr, richtige Ernährung.

In bestimmten Situationen ist die Gabe von Medikamenten mit potentiellen negativen Nebenwirkungen auf unsere Hirnfunktion unumgänglich.

Die richtige Einstellung bezüglich der Dosierung, die richtige Darreichungsform und gezielte Maßnahmen halten aber die Nebenwirkungen oft verschwindend gering, so dass prinzipiell nichts gegen eine allfällig notwendige Einnahme dieser Medikamente einzuwenden ist.

Weiters sind auch für die fortgeschrittenen Stadien der Alzheimer-Erkrankung Medikamente entwickelt worden (Memantine, Axura® und Ebixa®), welche durch ihre spezifische Wirkung an den so genannten NMDA-Rezeptoren eine Verbesserung der Aktivitäten des täglichen Lebens bewirken können. Auch die speziell gegen die psychiatrischen Symptome oft erforderlichen Medikamente, wie etwa Seroquel®, auf den Serotoninstoffwechsel wirkende Antidepressiva sowie Antiepileptika wirken rein auf die Symptome und beeinflussen den Krankheitsprozess nicht.

Nikotin

Wie zahlreiche Studien weltweit zeigen konnten, schädigt Nikotin nicht nur unsere Lungen, sondern auch eine Vielzahl anderer Organe, insbesondere das Gehirn.

Dies ist vor allem auf den gefäßverengenden Mechanismus zurückzuführen, welcher eine chronische Mangeldurchblutung des Gehirns zu Folge hat.

Nikotinbedingte Störungen der Gehirnfunktionen:

- chronischer Sauerstoffmangel
- Gefäßverengung
- Durchblutungsstörungen
- Hirnmetastasen bei Lungenkrebs

Dadurch kommt es – wie bereits oben beim Sauerstoffmangel gezeigt – zu einer Vielzahl von Beschwerdebildern. Speziell die missbräuchliche Verwendung von Nikotin in stressigen Situationen ist strikt zu vermeiden.

Bewegungsmangel

Ein chronischer Bewegungsmangel führt über den Mechanismus der schlechteren Durchblutung unseres Gewebes und somit vor allem des Gehirns, aber auch über andere Mechanismen, wie Gewichtszunahme und verminderten Abbau von Cholesterin, zu einer reduzierten Gedächtnisfunktion. Die häufig bei Spitzensportlern zu beobachtende Schlagfertigkeit ist daher kein Zufall, sondern das Resultat aus körperlicher Bewegung kombiniert mit Hirnfitness. Ab Seite 90 finden Sie konkrete Anregungen für die Durchführung von Sport zur Gedächtnisförderung.

Merke

Maßnahmen zum Beenden der Nikotinsucht

- Führen eines Tagebuches zu den Nikotingewohnheiten,
- Mentaltraining,
- innere Einstellung überprüfen,
- professionelle Hilfe (Verhaltenstherapie),
- Akupunktur,
- Nikotinpflaster,
- Nikotinkaugummi,
- Nikotinersatztherapie (intranasaler Nasenspray, Sublingualtabletten, Inhaler),
- medikamentöse Unterstützung,
- Raucherentwöhnungskuren.

Gerade an Tagen, an denen eine bestmögliche Hirnfunktion gefragt ist, sollte unbedingt auf Nikotin verzichtet werden. Dies gilt auch für einen übermäßigen Nikotinmissbrauch am Abend vor entsprechend gewünschten Leistungen. Eine langfristige Entwöhnung von der Nikotinsucht ist nicht nur für unsere grauen Zellen anzustreben.

Schlafstörungen

Der Zusammenhang zwischen einem guten Nachtschlaf und unserer Hirnfunktion war in den letzten Jahren ein immer häufigeres Thema zahlreicher Forschungsarbeiten. So konnte eindeutig gezeigt werden, dass durch die Abnahme der Tiefschlafphasen nach dem 40. Lebensjahr auch das Langzeitgedächtnis abnimmt.

Neu aufgenommene Informationen am Abend werden in den Tiefschlafphasen besser gespeichert und bleiben so längerfristig im Gedächtnis.

So scheint es auch ein Schutzmechanismus des menschlichen Körpers zu sein, dass traumatische Erlebnisse oder Streitgespräche zu einem schlechteren Schlaf mit Schlafentzug führen, um auf diese Weise schlechter gespeichert zu werden. Die bei Streitgesprächen oder seelisch erschütternden Ereignissen ausgelöste Stresshormonfreisetzung, bei der u. a. Cortisol ausgeschüttet wird, unterdrückt ebenfalls die Gedächtnisbilder im Tiefschlaf.

Um die Gehirnfunktion zu verbessern ist es wichtig, für einen guten Tiefschlaf zu sorgen. Durch entsprechende Vorsorgemaßnahmen soll vermieden werden, dass man gereizt und gestresst ins Bett geht.

Dementsprechend soll nach anstrengenden Arbeitstagen oder belastenden Gesprächen mit gezielten Entspannungsübungen für einen ausreichenden Stressabbau noch vor dem Einschlafen gesorgt werden.

Weiters soll das Schlafzimmer wirklich einen Raum der Ruhe und Harmonie darstellen und nicht durch TV-Geräte, PCs oder andere elektronische Geräte zu einem Zimmer von Hektik und Reizüberflutung werden. Die richtige farbliche Gestaltung und Zusammenstellung der Möbel im Schlafbereich ist daher von besonderer Bedeutung.

Darüber hinaus ist wiederum der Zusammenhang zwischen einem gestörten Nachtschlaf und der Sauerstoffaufnahme wesentlich.

Bei Patienten mit so genanntem Schlafapnoe-Syndrom, also gestörten Einatemzyklen während des Nachtschlafes, sind vor allem morgendliche Kopfschmerzen, Abgeschlagenheit, verminderte Leistungsfähigkeit, vermehrte Tagesmüdigkeit und reduzierte geistige Fitness typische Symptome.

Schlafstörung – Gedächtnisfunktion

- verkürzte Tiefschlafphasen – verminderte Aufnahme von Gedächtnisinhalten
- gestörter Nachtschlaf – allgemein verminderte Leistungsfähigkeit
- Schlafapnoe-Syndrom – chronischer Sauerstoffmangel mit entsprechenden Gehirnfolgen

Maßnahmen zur Verbesserung des Nachtschlafes und zur Förderung des Gedächtnisses:

- abendlicher Stressabbau
- schlaffördernde pflanzliche Substanzen (spezielle Tees, warme Milch mit Honig etc.)
- Schlafzimmergestaltung

Zusammenfassend kann gesagt werden, dass für eine verbesserte Gehirnfunktion auch eine verbesserte Schlafqualität wesentlich ist. Dafür ist gelegentlich die Einnahme von Schlafmitteln erforderlich.

Wichtig ist jedoch, dass Schlafmittel auch eine Reihe von Nebenwirkungen haben, insbesondere dass eine hohe Suchtgefahr besteht. Dementsprechend ist es wichtig, bestimmte Regeln für die Einnahme von Schlafmitteln einzuhalten.

Halbwertszeit von Schlafmitteln

Die Halbwertszeit ist ein Indikator dafür, wie lange das Schlafmittel im Körper verbleibt. Nach dieser Zeitspanne ist die Hälfte des Medikaments abgebaut.

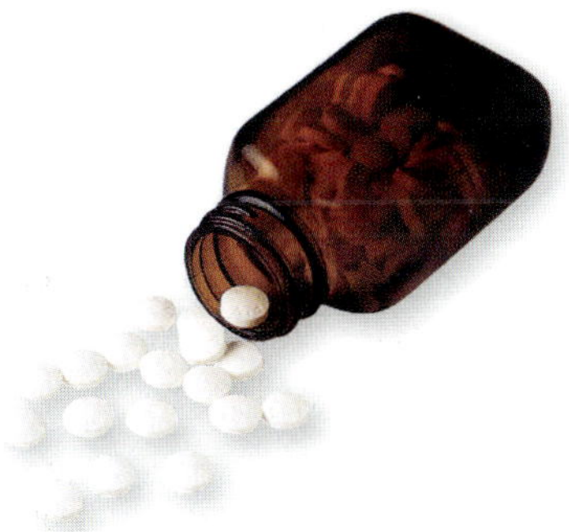

Kurze Halbwertszeit	
Ivadal®, Mondeal®, Zoldem®, Zolpidem®	2 Std.
Dormicum®, Midazolam®	2 – 7 Std.
Halcion®	3 Std.
Somnal®	5 Std.

Mittlere Halbwertszeit	
Adumbran®, Anxiolit®, Praxiten®	12 Std.
Merlit®, Temesta®, Somnium®	12 – 20 Std.
Noctamid®	13 – 14 Std.

Lange Halbwertszeit	
Guttanotte®, Rohypnol®, Somnubene®	20 – 40 Std.
Mogadon®	20 – 40 Std.
Gewacalm®, Psychopax®, Umbrium®, Valium®	24 – 100 Std.

Regeln für die Einnahme von Schlafmitteln

- Bei jeder Art von länger dauernder Schlaflosigkeit: Sprechen Sie mit Ihrem Arzt darüber und versuchen Sie eine Klärung der Ursachen für den gestörten Schlaf.
- Ist die Ursache für die Schlafstörung eine Depression, hilft eine Behandlung mit Antidepressiva. Antidepressiva haben mit Schlafmitteln nichts zu tun, verursachen keine Gewöhnung und wirken auf einer ganz anderen Basis.
- Bei der Einnahme von Schlafmitteln besteht immer das Risiko einer Suchtentwicklung von Anfang an.
- Wenn es schon sein muss: Bevorzugen Sie Schlafmittel mit kurzer Halbwertszeit.
- Achten Sie bei der Einnahme von Schlafmitteln auf eine ausreichend lange Schlafdauer!
- Seien Sie sich bei der Einnahme von Schlafmitteln bewusst, dass schon geringe Dosen zu Verhaltensänderungen, Minderung der geistigen Fähigkeiten (Konzentration) und Muskelschwäche führen können.
- Nehmen Sie nur die geringstmögliche Dosis ein!
- Schlafmittel sollten nur einige Tage bis maximal 3 bis 4 Wochen hindurch genommen werden.
- Wer länger als einige Wochen Schlafmittel genommen hat, darf das Medikament nur langsam und schrittweise (»Ausschleichen«) absetzen.
- Es spricht wenig gegen die seltene Einnahme von Schlafmitteln (1- bis 2-mal pro Jahr), es spricht aber alles gegen die dauernde Einnahme.
- Sollten Sie trotz aller Bedenken und bekannter Probleme und Gefahren auf eine dauerhafte Einnahme angewiesen sein, sollte dies kontrolliert und unter ärztlicher Überwachung geschehen. Wichtig ist es zu berücksichtigen, dass die verschiedenen Schlafmedikamente unterschiedlich lange im Körper bleiben (Halbwertszeit) und so unterschiedlich lange wirken. Dabei ist je nach Art der Schlafstörung (Einschlafstörung, Durchschlafstörung, vorzeitiges Erwachen) das passende Medikament auszuwählen.

Das Schlafapnoe-Syndrom ist durch Atemaussetzer gekennzeichnet. Diese dauern zwischen 10 und 40 Sekunden und treten ca. 10- bis 30-mal pro Stunde auf. Den Schlafapnoe-Patienten sind die Atemaussetzer am Tag darauf nicht bewusst, die Schlafpartner hören aber eine besonders massive Geräuschkulisse des »Apnoe-Schnarchers«.

Wichtig ist auch, dass das Schlafapnoe-Syndrom ein Mitverursacher von Bluthochdruck, Herzversagen, Herzinfarkt und Schlaganfall ist. Dementsprechend ist eine spezifische Behandlung des Schlafapnoe-Syndroms unbedingt erforderlich.

Ernährung und Schlaf

Genauso wie die Ernährung die Leistungsfähigkeit während des Tages beeinflusst, hat sie auch Einfluss auf die Schlafqualität. Große Portionen belasten ebenso wie sehr fettreiche Mahlzeiten.

Ungeeignet sich auch alle besonders anregenden Stoffe, z. B. Koffein. Man sollte deshalb schon einige Stunden vor dem Schlafengehen auf den Konsum von koffeinhaltigem Kaffee, schwarzem oder grünem Tee, Cola- und Energydrinks verzichten. Manche Menschen reagieren auch sehr empfindlich auf natürlich anregende Stoffe, die beispielsweise in reifen Käsesorten, Sauerkraut, Tomaten, Schinken und Wurst enthalten sein können. Vorsicht ist besonders bei Alkohol geboten. Alkohol kann zwar in kleinen Mengen eine beruhigende Wirkung haben, die das Einschlafen erleichtert. Größere Mengen führen jedoch zu einem unruhigen Schlaf und zu nächtlichem Erwachen.

Häufiges und frühes Erwachen kann auch durch einen niedrigen nächtlichen Blutzuckerspiegel hervorgerufen werden. Dazu

Selbsttest auf Schlafapnoe

Beim folgenden Test liegt eine Schlafapnoe mit großer Sicherheit nicht vor, wenn Sie weniger als 14 Punkte errreichen.

Bei einer Punkteanzahl von bis zu 28 macht es dagegen Sinn, das Thema Schlafen gelegentlich mit Ihrem Arzt zu besprechen.

Haben Sie mehr als 28 Punkte auf dem »Schlafkonto«, sollten Sie unverzüglich zum Arzt gehen, um das wahrscheinlich vorliegende Problem »Schlafapnoe« einer ausführlichen Klärung zuzuführen.

Im Test erhalten Sie für ein »Häufig« 3 Punkte, für ein »Manchmal« 2 Punkte, für ein »Selten« 1 Punkt und für »Nie« 0 Punkte. Zählen Sie am Ende die Punkte zusammen.

Schnarchen Sie?

Häufig (3) Manchmal (2) Selten (1) Nie (0)

Wenn Sie schnarchen, seit wann schnarchen Sie?

Immer schon (3) Seit einiger Zeit (2)
Jetzt weniger als früher (1)

Ist Ihr Schlaf unruhig?

Fast immer (3) Manchmal (2) Sehr selten (1)
Nie (0)

Wachen Sie nachts auf und haben Sie dann das Gefühl, »keine Luft zu bekommen«?

Oft (3) Manchmal (2) Sehr selten (1) Nie (0)

Wie oft müssen Sie nachts wegen Harndrang aufstehen?

Öfter als dreimal (3) Höchstens 2- bis 3-mal (1) Nie öfter als 1-mal (0)

Hat Ihnen Ihr Bettpartner berichtet, dass Ihre Atmung im Schlaf aussetzt?

Ja, schon oft (3) Ein paar mal (2) Ganz selten (1) Nie (0)

Leiden Sie nach dem Aufwachen an Kopfschmerzen?

Ja, oft (3) Manchmal (2) Sehr selten (1) Nie (1)

Sind Sie nach dem Aufwachen ...?

Gerädert und erschöpft (3) Öfters müde (1) »Erquickt« und erholt (0)

Atmen Sie gut und normal durch die Nase ein und aus?

Praktisch nie (3) Eher nicht (2) selten (1) Immer (0)

Sind Sie übergewichtig und wenn, wie stark?

BMI* > 30 (3) BMI < 30 (2) Nein (0)

Plagt Sie auffällige Atemnot bei körperlicher Anstrengung?

Oft (3) Manchmal (2) Selten (1) Nie(0)

Verspüren Sie ein Nachlassen Ihrer Leistungsfähigkeit?

Ja, sehr stark (3) Ja, merklich (2) Ein bisschen (1) Nein (0)

Kennen Sie blutsverwandte Familienangehörige, bei denen eine »Tagesschläfrigkeit« diagnostiziert wurde?

Ja (3) Nein (1)

Sind Sie selbst tagsüber auffällig müde und wird Ihnen besondere Müdigkeit nachgesagt?

Sehr häufig (3) Immer wieder einmal (2) Manchmal (1) Nie (0)

Kommt es vor, dass Sie tagsüber unbeabsichtigt einschlafen?

Oft (3) Manchmal (2) Selten (1) Nie (0)

Haben Sie unerklärliche Gedächtnislücken?

Sehr oft (3) Manchmal (2) Selten (1) Nie (0)

Fühlen Sie sich in letzter Zeit niedergeschlagen, reizbar oder antriebslos?

Ja, sehr stark (3) Immer wieder einmal (2) Selten (1) Nie (0)

---

* Body-Mass-Index:

Normalgewicht und Übergewicht werden heute nach dem Body-Mass-Index (BMI) klassifiziert und man erhält ihn, indem man das Körpergewicht in Kilogramm durch die Größe in Metern zum Quadrat dividiert, also z. B. 65 : (1,76 x 1,76).

Der Normalwert liegt im Bereich von 20 – 24.

kommt es, wenn am Abend die falschen Kohlenhydrate aufgenommen werden. Konsumiert man stark zuckerreiche Lebensmittel oder Getränke, kann zur nächtlichen Stunde der Blutzucker zu stark abfallen und dadurch Schlafprobleme verursachen.

Die Aminosäure Tryptophan hingegen verbessert die Schlafqualität. Sie ist die Ausgangssubstanz für den Botenstoff Serotonin im Gehirn, der für einen entspannenden Schlaf verantwortlich ist. Eine kleine Menge an Kohlenhydraten sorgt dafür, dass über die Produktion und Freisetzung von Insulin mehr Tryptophan ins Gehirn aufgenommen werden kann und so auch ausreichend Serotonin gebildet wird. Tryptophanreich sind Käse (am Abend nur magere Sorten!), Sojabohnen, mageres Fleisch, Fisch, Haferflocken, Weizen und Reis.

Als Hausmittel bestens bewährt hat sich ein Glas Milch als Schlummertrunk. Milch ist reich an Tryptophan und enthält auch noch Kalzium, das genauso beruhigend wirkt und die Schlafqualität verbessert. Durch einen kleinen Löffel Honig erhält man noch zusätzlich die Kohlenhydrate, die man braucht, um das Tryptophan ins Gehirn zu transportieren. Wer an einer Milchallergie oder Milchzuckerunverträglichkeit leidet, sollte zu Soja- oder Hafermilch greifen. Auch damit lässt sich der gleiche Effekt erzielen.

Weiters führt ein Mangel an Niacin, Vitamin B_6, B_1 und Pantothensäure zu Schlaflosigkeit.

Überarbeitung

Trotz Einhaltung aller bisher erwähnten Maßnahmen zur Förderung der Hirnleistung ist zu akzeptieren, dass auch ein Überarbeitungseffekt unseres Gehirns eintreten kann. Das Erreichen dieses Zeitpunktes ist von einer Vielzahl von fassbaren, aber auch weniger offensichtlichen Faktoren abhängig.

Die so genannte Tagesform oder Tagesverfassung hängt aber nicht nur von schicksalshaften Faktoren oder atmosphärischen Einflüssen ab.

Gerade die Ernährung, die Flüssigkeitszufuhr und das Maß an körperlicher Bewegung kann unsere geistige Fitness, wie oben beschrieben, maßgeblich beeinflussen.

Daher sollten Sie an Tagen, an denen Ihre Arbeit scheinbar nicht so gut läuft, in einer Selbstanalyse beobachten, was zumindest in den letzten 24 – 48 Stunden in Bezug auf Ernährung, Bewegung und den sonstigen Lebensstil anders gelaufen ist und so die individuellen Abhängigkeiten Ihrer leistungsverminderten Faktoren herausfinden und in Zukunft Gegenstrategien entwickeln.

Darüber hinaus ist aber wichtig darauf hinzuweisen, dass zahlreiche häufig verwendete Methoden zur Steigerung der Leistungsfähigkeit nicht nur nicht hilfreich sind, sondern im Gegenteil sogar oft verschlechternd auf die Hirnfunktion wirken. Dies betrifft den häufig vorkommenden Koffeinmissbrauch, der spätestens ab der 4. oder 5. Tasse Kaffee am Tag oder der entsprechenden Menge an anderen koffeinhaltigen Getränken wie Schwarz- und Grüntee, Cola-Getränken und Energydrinks, seine negativen Wirkungen auf unsere Hirnfunktion ausübt.

Größere Mengen Koffein führen zu einer vermehrten Nervosität, inneren Unruhe und damit verbunden zu einem Verlust der Konzentrationsfähigkeit. In der Folge kommt es zu einer Leistungsminderung und bei regelmäßiger und lang andauernder Zufuhr zu Ein- und Durchschlafstörungen.

Auch die Einnahme von Traubenzucker führt nur zu einer vorübergehenden Verbesserung der Leistungsfähigkeit mit nachfolgendem deutlichem Abfall der Hirnfunktionen.

Durch den raschen Anstieg des Blutzuckerspiegels nach dem Konsum von Traubenzucker und sonstigen stark zuckerhaltigen Lebensmitteln und Getränken kommt es aufgrund hoher Insulinausschüttungen relativ schnell zu einer Absenkung des Blutzuckerspiegels. Dies hat unter anderem zur Folge, dass man schnell müde wird, die Leistung sinkt und die Konzentrationsfähigkeit abnimmt.

Merke

Mittel gegen Überarbeitung

- regelmäßige kurze Pausen,
- reichlich Flüssigkeitszufuhr,
- reichlich Sauerstoffzufuhr,
- nicht gegen Tiefs ankämpfen, sondern diese auch einmal akzeptieren.

Seelische Störungen

Für ein funktionierendes Gehirn ist nicht nur ein gesunder Körper, sondern genauso auch eine seelische Ausgeglichenheit Voraussetzung.

Das Ausmaß, wie stark seelische Probleme unsere Gehirnleistung beeinträchtigen, wird aber häufig massiv unterschätzt. In Wahrheit kann ohne ein annäherndes seelisches Wohlbefinden kaum eine geistige Vitalität erreicht werden. Damit sind aber nicht kurz dauernde seelische Trauerzustände oder seelische Missempfindungen gemeint, sondern länger anhaltende innere Verstimmungen und längerfristige seelische Trauerzustände.

Faktoren, die länger dauernde seelische Missempfindungen und Störungen verursachen:

- ungelöste Partnerschaftskonflikte,
- Einsamkeit – soziale Isolation,
- Mobbing,
- starker beruflicher und/oder privater Stress,
- ungelöste Elternkonflikte,
- Trennungsschmerz,
- Burn-out-Syndrom,
- posttraumatische Belastungsreaktionen.

Depressionen

Depressionen zeigen sehr vielfältige Symptome, insbesondere fühlen sich nicht alle Menschen mit einer Depression niedergeschlagen. Einige sind ängstlich, andere gefühlsmäßig »stumpf« und andere klagen über unbestimmte körperliche Beschwerden. Einige der wesentlichen Symptome sind:

Gedrückte Stimmung

Das typischste aller Depressionssymptome ist vor allem in den frühen Morgen- und Vormittagsstunden stark ausgeprägt. Wichtig ist auch, dass die schlechte Stimmung es nicht erlaubt, sich über positive Dinge zu freuen und die bis zu Krankheitsbeginn geschätzten Hobbys oder Freizeitaktivitäten auszuführen.

Ängstlichkeit

Im Rahmen einer Depression kann das Gefühl der Ängstlichkeit monatelang andauern. Auch hier ist das morgendliche Auftreten des Angstgefühles vor dem kommenden Tag sehr typisch.

Sind Sie depressiv?

Fragen zum »Depressions-Check«

Um herauszufinden, ob Sie an einer Depression leiden, beantworten Sie einfach die folgenden Fragen.

Je nach Ergebnis wissen Sie annähernd genau, ob Sie

- normal gestimmt sind oder nur eine Stimmungsschwankung nach unten haben,
- an einer leichten oder mittleren Depression leiden oder
- an einer höhergradigen, schweren Depression laborieren.

Bei jeder Frage kreisen Sie jene Ziffer ein, von der Sie glauben, dass Sie am ehesten Ihren Gemütszustand beschreibt.

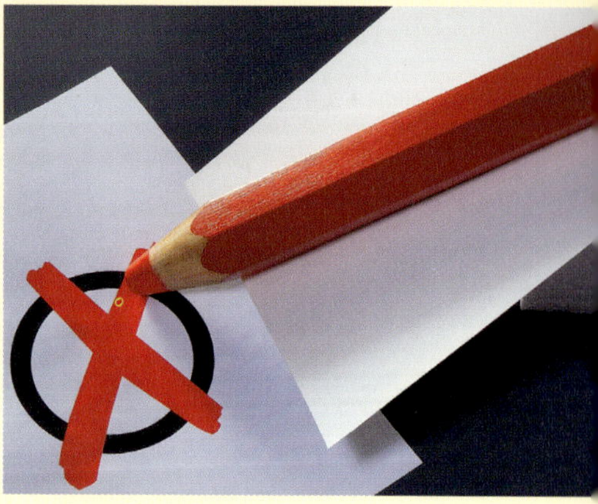

Kreisen Sie »1« ein, wenn die Behauptung überhaupt nicht auf Sie zutrifft.

Kreisen Sie »2« dann ein, wenn Sie sich ein bisschen so fühlen.

Kreisen Sie »3« ein, wenn Sie sich öfter und für Sie bereits sehr auffällig so fühlen und Ihnen das Kummer bereitet.

Kreisen Sie »4« ein, wenn Sie sich die meiste Zeit oder überhaupt immer so fühlen.

Lassen Sie sich Zeit und beantworten Sie die Fragen ehrlich – Sie sind Ihr eigener »Arzt«.

1. Ich fühle mich niedergeschlagen, mutlos und traurig.

   1 2 3 4

2. Ich fühle mich morgens am schlechtesten.

   1 2 3 4

3. Ich habe Weinanfälle oder fühle mich weinerlich.

   1 2 3 4

4. Ich kann schlecht durchschlafen.

   1 2 3 4

5. Ich habe keinen Appetit.

   1 2 3 4

6. Ich fühle mich unattraktiv, mag mich selbst nicht.

   1 2 3 4

7. Ich habe Gewicht verloren ohne es zu wollen.

   1 2 3 4

8. Ich bleibe am liebsten allein.

   1 2 3 4

9. Ich bin ängstlich, habe Angstgefühle.

1 2 3 4

10. Ich fühle mich ständig müde.

1 2 3 4

11. Ich habe Mühe mich zu konzentrieren.

1 2 3 4

12. Es bereitet mir große Mühe, meiner Arbeit nachzukommen.

1 2 3 4

13. Ich bin rast- und ruhelos, kann nicht still sitzen.

1 2 3 4

14. Ich habe Angst vor der Zukunft.

1 2 3 4

15. Ich bin sehr reizbar.

1 2 3 4

16. Es fällt mir schwer, Entscheidungen zu treffen, Entschlüsse zu fassen.

1 2 3 4

17. Ich fühle mich nutzlos, niemand braucht mich.

1 2 3 4

18. Mein Leben erscheint mir leer und sinnlos.

1 2 3 4

19. Ich glaube, dass die anderen froh wären, wenn ich nicht mehr lebte.

1 2 3 4

20. Ich habe keine Freude an den Dingen, die mir sonst Freude gemacht haben.

1 2 3 4

Zählen Sie nun bitte alle eingekreisten Ziffern zusammen.

Die Summe macht weniger als 30 aus:
Ihre Gefühlswelt ist innerhalb der normalen Bandbreite, keine Depression.

Die Summe liegt irgendwo zwischen 30 und 50:
Sie haben die Symptome einer leichten depressiven Verstimmung bis zu einer mäßigen Depression.

Die Summe ist größer als 50:
Sie leiden sehr wahrscheinlich an einer mittelschweren bis höhergradigen Depression und sollten ärztlichen Rat einholen.

Abstumpfung des Gefühls

Die scheinbare »Gefühlskälte« äußert sich durch die Unfähigkeit, Gefühlsregungen wahrzunehmen. Dadurch leben depressive Menschen distanziert und gefühllos, auch gegenüber jenen Menschen, denen sie sonst sehr nahe stehen.

Negatives Denken

Positive Erlebnisse, richtig durchgeführte Handlungen, tatsächliche Erfolge werden nicht wahrgenommen, sondern der gesamte Lebenslauf konzentriert sich auf oft unbedeutende negative Details. Diese schwarze Gedankenwelt führt zum Verlust der Selbstsicherheit und zum Gefühl der Wertlosigkeit.

Störung der Wahrnehmung

Bei stark ausgeprägten Depressionen kann das Denken so zerfahren werden, dass der Kontakt zur Realität verloren geht. Die Verkennung der Wirklichkeit in einer Depression ist zwar selten, aber sie kann zum Gefühl des »Verrücktwerdens« führen.

Sexualstörungen

Der Verlust der Freude an der Sexualität ist eines der häufigsten Symptome.

Müdigkeit

Das Gefühl der ständigen Müdigkeit, Abgeschlagenheit und Leistungsverminderung gehören ebenfalls zu den typischen Depressionssymptomen.

Schlafstörungen, Appetitlosigkeit

Körperliche Symptome wie Schmerzen und Druckgefühl im Kopf, Nacken, Rücken, Brust- oder Magenbereich treten häufig auf.

Gerade bei älteren Menschen sind Depressionen die häufigste Ursache von Konzentrationsstörungen. Der Mangel an Konzentration führt auch zu Unaufmerksamkeit und Unentschlossenheit.

Sind Sie depressiv?

Jeder von Ihnen wird die eine oder andere in der Tabelle beschriebene Problematik bereits am eigenen Leib verspürt haben. Es ist nicht möglich, solchen Situationen im Leben auszuweichen, sondern man muss vielmehr darauf achten, diese positiv zu bewältigen. Phasen und Episoden mit diesen unser inneres Gleichgewicht aus der Bahn werfenden Momenten können aber durchaus eine Chance für eine positive Veränderung und Wandlung darstellen.

Der eine schaut zu wie sich die Zeit wandelt, der andere sieht seine Chance und handelt.

Wie bereits in unserer Einleitung erwähnt, liegt es an uns selbst, Änderungen, welche zunächst immer schmerzhaft sind, auch als etwas Positives zu sehen und von sich aus Schritte zu unternehmen, um eine aktive Weiterentwicklung aus solch einer Lebensphase zu erreichen.

Wir wissen, dass dies keineswegs einfach und mit eigenen Energien häufig nicht zu bewältigen ist. Daher sind in solchen Lebensphasen unterstützende Maßnahmen von größter Bedeutung.

Merke

Fehlende Hirnvitalität beruht häufig auf einem seelischen Ungleichgewicht. Hilfe bringt nicht das Verdrängen, sondern das Aufarbeiten der Störfaktoren.

Organische Erkrankungen

Neben den organischen Hirnerkrankungen, wie den verschiedenen Formen der Demenz (siehe Seite 39 ff.), gibt es auch zahlreiche andere Erkrankungen, welche ihren Ursprung nicht im Gehirn haben und in einer verminderten geistigen Leistungsfähigkeit resultieren.

Erkrankungen des Körpers mit verminderter Hirnvitalität:

- Anämie (Blutarmut)
- Eisenmangel
- Vitaminmangel
- Ernährungsdefizite (Eiweißmangel, Cholinmangel etc.)
- Stoffwechselerkrankungen, wie gestörte Nieren- oder Leberfunktion
- Herzrhythmusstörungen
- Blutdruck-Anomalien (sowohl Bluthochdruck als auch zu niedriger Blutdruck)
- Schlafapnoe-Syndrom (siehe Seite 26)
- chronische Lungenerkrankungen mit ständigem Sauerstoffmangel u. a.

Diese Tabelle zeigt klar, das hinter Konzentrations- und Gedächtnisstörungen eine Reihe von organischen Erkrankungen liegen kann. Dementsprechend ist beim Auftreten solcher Symptome unbedingt ärztliche Hilfe anzunehmen und mit einigen gezielten Untersuchungen wie Labortests, EKG, Herz-Lungen-Röntgen u. a. die entsprechende Diagnose zu stellen.

Merke

Konzentrations- und Gedächtnisstörungen sind häufig durch Erkrankungen des Blutes, des Herzens, der Lunge oder durch einen gestörten Nachtschlaf bedingt. Ärztliche Hilfe ist unbedingt vor jeder Therapie angezeigt.

Ernährung zur Förderung der Hirnaktivität

Ganz wesentlich für die Hirnaktivität sind sehr viele Nahrungsbestandteile, vor allem Vitamine und einige Mineralstoffe, deren Mangel zu einer reduzierten Vitalität führt. Die Tabelle auf Seite 34 zeigt, wie entscheidend die richtige Ernährung für unser Gehirn ist.

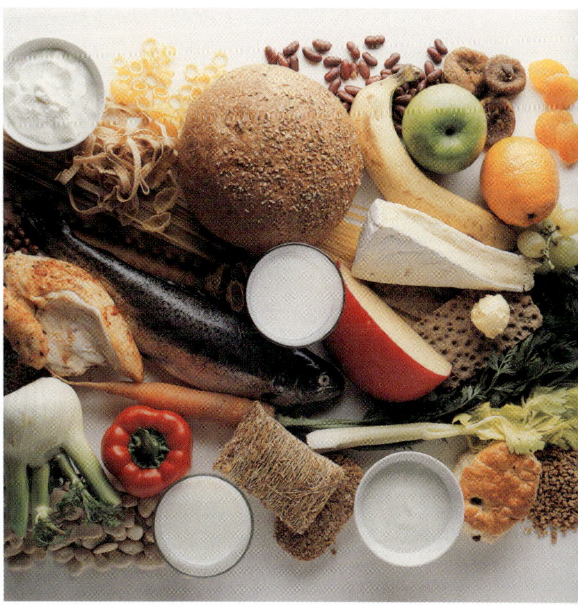

Nährstoff	Mangel	Vorkommen
Vitamin A	Müdigkeit	Karotten, Spinat, Fenchel, Kohl, Marillen, Eigelb
Vitamin E	Neuropathien (Nervenleiden)	Pflanzenöle (Weizenkeimöl, Oliven-, Sonnenblumen-, Maiskeimöl), Nüsse, Keimlinge von Getreide, langsam wachsende Pflanzen wie Karotten, Kraut, hellgrünes Gemüse
Vitamin C	Müdigkeit, leichte Erschöpfbarkeit, verstärkte Schwermütigkeit, Depressionen	frisches Obst und Gemüse, Zitrusfrüchte, Hagebutten, Sanddorn, Petersilie, Schnittlauch, Brunnenkresse, Sauerkraut
Vitamin B_6	Schlaflosigkeit, Depressionen	in allen tierischen und pflanzlichen Lebensmitteln; besonders aber in Hühner- und Schweinefleisch, Fisch, Gemüse, Kartoffeln, Vollkorngetreide
Vitamin B_{12}	Gedächtnisstörungen, Konzentrationsschwäche, Depressionen, irreversible neurologische Ausfälle, Gedächtnisstörungen, Verwirrtheit, Apathie	ausschließlich in tierischen Produkten: Leber, Fleisch, Fisch, Eier, Milch und fermentierte pflanzliche Produkte (Sauerkraut)
Folsäure	Depressionen, schnelle Ermüdbarkeit, verminderte Konzentrationsfähigkeit, Gedächtnisschwäche	Spinat, Salat, Spargel, Getreide, Tomaten, Gurken, Walnüsse
Vitamin B_1	Müdigkeit, Depressionen, Gedächtnisstörungen, Konzentrationsschwäche, Lernstörungen, Schlaflosigkeit	Vollkorn, Haferflocken, Weizenkeime, Sonnenblumenkerne, Hülsenfrüchte, Nüsse und Schweinefleisch
Vitamin B_2	Depressionen	Hefe, Hefeflocken, Käse, Champignons, Leber, Fleisch, Fisch, Eier, Vollkornprodukte
Pantothensäure	Müdigkeit, Kopfschmerzen, Schlaflosigkeit, Depressionen	Leber, Fleisch, Sonnenblumenkerne, Mohn, Fisch, Milchprodukte, Vollkorngetreide, Hülsenfrüchte
Biotin	Müdigkeit, Depressionen	Leber, Sojabohnen, Eigelb, Nüsse, Hefe, Haferflocken, Spinat, Champignons, Linsen
Niacin	Konzentrationsschwäche, Schlaflosigkeit, Müdigkeit, Vergesslichkeit, Verwirrtheitszustände, Depressionen	Leber, Hefe, Erdnüsse, Fleisch, Fisch, Milch und Milchprodukte, Vollkorngetreide
Kalzium	depressive Verstimmung	Milch und Milchprodukte, Kohl, Sesam, Mohn, Feigen, Sojabohnen, Hülsenfrüchte, Nüsse, Vollkornprodukte, Weizenkeime, Brokkoli, Brunnenkresse, grünes Gemüse, Petersilie
Magnesium	Schlafstörungen, Depressionen, Konzentrationsstörungen	Kürbiskerne, Sonnenblumenkerne, Sesam, Mohn, Nüsse, Bohnen, Getreideprodukte, Trockenfrüchte
Eisen	Konzentrationsschwäche, Lernstörungen, rasche Ermüdbarkeit, Schwäche	rote Fleischsorten, Kürbiskerne, Sesam, Sojamehl, Hirse, Mohn, Pinienkerne, Weizenkerne, Hafer, Dill, Petersilie, Hefe, Haferflocken, Spinat, Brunnenkresse, Linsen, Sojabohnen, weißen Bohnen
Kalium	Müdigkeit	Obst und Gemüse (vor allem Bananen, Kartoffeln), Hülsenfrüchte, Getreide, Nüsse, Feigen
Jod	Müdigkeit Schwangerschaft: mentale Behinderung	Jodiertes Speisesalz, Meerwasserfische (Seelachs, Scholle, Kabeljau)
Zink	Depressionen, Konzentrationsstörungen, Lernschwächen	Weizenkeime, Mohn, Sesam, Kürbiskerne, Fleisch, Eier, Milch, Käse, Fisch, Karotten, Vollkornbrot, Kartoffeln

Tabelle: Vitamine und Mineralstoffe, deren Mangel zur Beeinträchtigung der Vitalität führt.

Altersvergesslichkeit, »leichte kognitive Beeinträchtigung« – Mild Cognitive Impairment (MCI)

Es ist natürlich und nicht krankhaft, dass in höherem Alter bestimmte Gedächtnisfunktionen etwas nachlassen. Allerdings muss besonders betont werden, dass die Intelligenzleistungen sehr wohl erhalten bleiben und generell nicht abnehmen. Das erklärt auch den hohen Stellenwert der alten Menschen in vielen Kulturen. Der Rat der Weisen war meist ein Rat der Alten. Gerade die Mischung aus Lebenserfahrung, erworbenen Fähigkeiten, erlernten Modellen, dem Umgang mit Schwierigkeiten und dem gesammelten Wissen erklärt den hohen Stellenwert der sozialen Intelligenz älterer Menschen.

Einzelne Intelligenzleistungen lassen allerdings im Alter etwas nach. Dies ist vor allem die Geschwindigkeit der Informationsverarbeitung, also das Umsetzen von neuen Informationen in neue Tätigkeiten. Das erklärt zum Beispiel, warum nicht alle, aber einige Menschen im höheren Alter Schwierigkeiten haben, sich mit neuen technischen Geräten auseinander zu setzen. Das Neulernen benötigt längere Zeit, ist aber einem älteren Gehirn genauso möglich wie einem jüngeren Gehirn. Weiters ist auch die Fähigkeit zur raschen Problemlösung in neuen Situationen oder die Dauer der Konzentrationsfähigkeit bei älteren Menschen etwas vermindert.

Diese einzelnen Faktoren führen zum Begriff der »Altersvergesslichkeit« oder dem medizinisch exakter definierten Begriff der »leichten kognitiven Beeinträchtigung«, im englischen Sprachbereich »Mild Cognitive Impairment«. Die Altersvergesslichkeit ist dadurch gekennzeichnet, dass das Primärgedächtnis, also unser Allgemeinwissen, lebenspraktische Fertigkeiten und viele soziale Fähigkeiten bis ins hohe Alter sehr gut erhalten bleiben und auch noch weiter ausgebaut werden können.

Allerdings funktionieren bestimmte Funktionen, welche vor allem das Erlernen von neuen Inhalten, das rasche Abrufen von Wissen oder eine rasch zu erfolgende Neuorientierung umfassen, im höheren Alter nicht mehr so gut.

Wann beginnt Altersvergesslichkeit?

Die Altersvergesslichkeit beginnt nicht mit einem bestimmten kalendarischen Alter (also z. B. ab dem 70. Lebensjahr), sondern individuell extrem unterschiedlich, und hängt im Wesentlichen, aber nicht ausschließlich von der Lebensweise ab.

Genauso wie sich Muskeln bei untrainierten Menschen rascher rückbilden, so sind die Gehirnzellen bei mangelhafter Verwendung rascher einem vermehrten Abbau ausgesetzt und die Altersvergesslichkeit kann durchaus schon sehr früh beginnen.

Prinzipiell ist der Eintritt in das Pensionsalter ein Zeitpunkt, ab dem die Altersvergesslichkeit beginnen kann. In einzelnen Fällen kann sie aber auch noch während des Berufslebens auftreten, insbesondere dann, wenn bei der Arbeit keine neue geistige Herausforderung besteht und auch in der Freizeit und bei anderen sozialen Tätigkeiten die Gehirnfunktionen nicht gefördert werden.

Allerdings ist gerade der Beginn des Eintrittes in den lang ersehnten Ruhestand häufig mit dem Wegfallen der geistigen

Herausforderungen und dem gewohnten Acht-Stunden-Belastungsrhythmus und dadurch mit einer verminderten Anforderung an das Gehirn verbunden, was zu einer reduzierten Leistung führt.

Eine berufsähnliche Beschäftigung nach der Pensionierung oder die Übernahme von ehrenamtlichen Tätigkeiten, welche mit geistigen Aktivitäten verbunden sind, kann den Alterungsprozess extrem gut hintanhalten.

Merke

Altersvergesslichkeit

- Erhaltene Intelligenzleistung im Allgemeinen
- Verminderte Einzelfunktionen wie
  - Reaktionsgeschwindigkeit,
  - Geschwindigkeit der Informationsverarbeitung,
  - Geschwindigkeit des Neuerlernens,
  - Fähigkeit zur raschen Problemlösung.

Altersvergesslichkeit ist keine Erkrankung, sondern Teil des natürlichen Alterungsprozesses.

Zusammengefasst ist die Altersvergesslichkeit nichts anderes als ein natürlicher Prozess, welcher durch die verminderte Inanspruchnahme und den natürlichen Untergang von Gehirnzellen eine in bestimmten Bereichen geringgradig verminderte Gedächtnisfunktion zur Folge hat.

Die Altersvergesslichkeit hat nichts mit einer Alzheimerdemenz zu tun. Sie ist vergleichbar mit der verminderten muskulären Kraft oder verminderten körperlichen Geschicklichkeit eines älteren Menschen.

Die erhaltenen und immer größer werdenden sozialen Fähigkeiten sowie das wachsende Allgemeinwissen mit zunehmendem Alter sind andererseits eine Besonderheit.

Zur Vorbeugung der Altersvergesslichkeit dient neben dem regelmäßigen Verwenden des Gehirns, also zumindest in Form von regelmäßigen Gedächtnisübungen, vor allem auch eine entsprechende Ernährung, reichliche Flüssigkeitszufuhr und ausreichende körperliche Bewegung. Durch das Einhalten dieser Maßnahmen wird die Altersvergesslichkeit erst Jahre später beginnen und in ihrer Ausprägung milder sein.

Wichtig hier ist auch die innere Einstellung, sich Neuem und noch nicht Gewohntem nicht zu verwehren, sondern sich diesem erst recht anzunehmen. Aussagen wie »ich fang erst gar nicht an, mich mit dem Computer zu beschäftigen« oder »ein so kompliziertes Videogerät werde ich gar nicht einschalten« stehen am Anfang einer nachlassenden Gehirnleistung. Gerade Neues und Ungewohntes soll erlernt und begonnen statt vermieden werden.

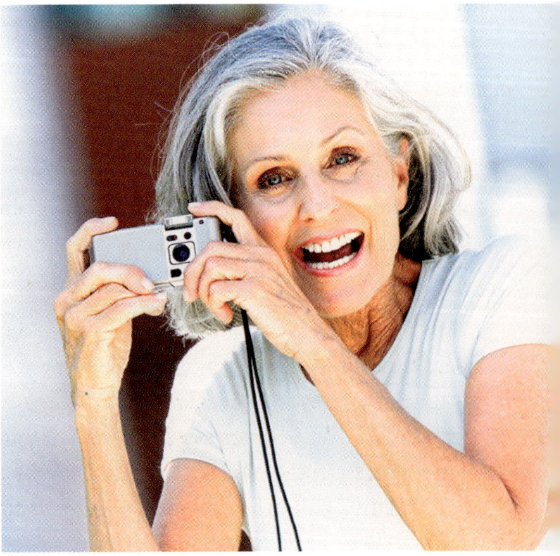

Weitere einfache und gute Tricks sind das Erlernen von Sprachen, das regelmäßige Lesen von Tageszeitungen, das Diskutieren von Geschehnissen auf der Welt und ständiger geistiger Austausch. Gerade die Konfrontation im positiven Sinne mit der jüngeren Generation und das Verstehenlernen von gesellschaftlichen Veränderungen tragen zur geistigen Fitness bei.

Nicht das Alter in Jahren ist wesentlich, sondern das psychologische Alter, also das Alter, das sich durch das innere Fühlen ergibt.

Wenn man sich selbst jung fühlt, unabhängig von den Kalenderjahren, wird man bereit sein, neue Dinge zu tun die Spaß machen, und besonders alle Fähigkeiten und Fertigkeiten nützen, die man im Lauf eines Lebens erworben hat.

Um dieses psychologische Alter möglichst lange zu erhalten, ist neben dem geistigen Training auch das Pflegen und vor allem der Aufbau sozialer Kontakte sowie das Erwerben einer positiv bejahenden Lebenseinstellung besonders wichtig. In diesem Zusammenhang ist auch auf die Sexualität im Alter hinzuweisen. Häufig werden in unserer Gesellschaft Intimität und Sexualität des alten Menschen negiert.

Es ist jedoch Tatsache, dass auch noch lange nach der Menopause der Frau und lange nach dem Erlöschen der Zeugungsfähigkeit des Mannes das Verlangen nach körperlicher Zärtlichkeit besteht.

Natürlich ist dies im höheren Alter oft durch den Tod des Partners und die Probleme, im Alter neue Partner kennen zu lernen (gerade für Frauen, da Männer durchschnittlich um fünf Jahre früher sterben) schwierig und führt häufig zu einer nicht gelebten Sexualität im Alter.

Weiters ist es in der Behandlung der Altersvergesslichkeit sehr wichtig, dem sozialen Alter (also dem Ausscheiden aus dem Berufsleben, aus einer Vorstandstätigkeit, aus einer Mitgliedschaft im sozialen Bereich) durch den Neuaufbau anderer Interessen und die Bildung anderer geistiger Herausforderungen rasch entgegenzuwirken. Das verminderte Selbstwertgefühl »ich bin ja nichts mehr wert – ich beziehe nur mehr Pension« – »ich lebe nur auf Staatskosten« – »ich trage nichts mehr zur Gesellschaft bei« – ist eine ganz wesentliche Ursache für ein rasches Zunehmen der Altersvergesslichkeit mit einem baldigen Übergehen in eine Demenz sowie für die Altersdepression, welche wiederum unsere Hirnfunktion einschränkt.

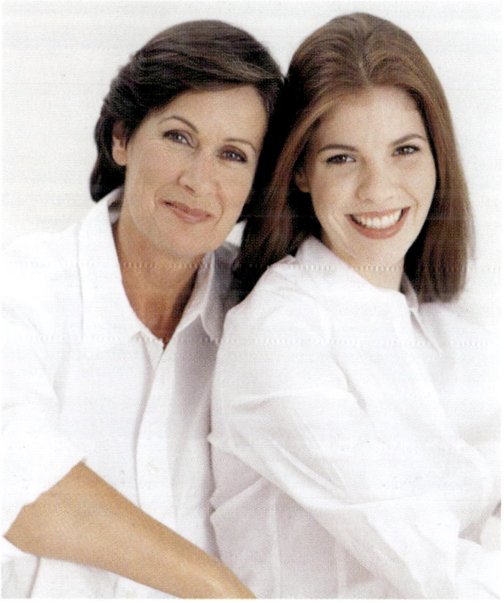

Daher gilt mit aller Konsequenz der Satz: »Man ist so jung wie man sich fühlt« – das bedeutet also nicht nur körperliche, sondern auch vor allem geistige Aktivität und eine positive, gesunde Lebenseinstellung bis in das hohe Alter hinein.

Typische Situationen, die dann zur Altersdepression und Altersvergesslichkeit führen, wie Tod des Partners, räumliche oder menschliche Entfernung der Kinder, müssen vom alten Menschen genauso überwunden werden. Hierbei ist es durchaus auch in höherem Alter besonders wichtig, sich professionelle Hilfe wie ärztlichen Rat oder psychologische Unterstützung zu holen.

Sehr oft liegt im Alter ein Mangel an wichtigen Nährstoffen vor. Durch eine schlechte Lebensmittelauswahl, aber auch durch ungünstige Zubereitungsmethoden und unregelmäßige Mahlzeiten kommt es zur Unterversorgung mit Flüssigkeit und einzelnen Nährstoffen. Daneben gibt es noch eine Reihe von anderen Aspekten, die zur Unterversorgung führen können: So sind die Lebenssituation (allein lebend), soziale Isolation, finanzielle Armut, Immobilität, aber auch die Abnahme von Appetit und Durstgefühl maßgebend dafür verantwortlich. Ebenso führen ein schlechter Zustand der Zähne, Schluckbeschwerden, Unverträglichkeiten gegenüber einzelnen Nahrungsbestandteilen, Erkrankungen oder Veränderungen des Verdauungstraktes und Veränderungen bei der Aufnahme der Nährstoffe vom Darm ins Blut zu einer schlechten Nährstoffversorgung.

Weiters beeinflusst der Lebensstil, (eingeschränkte körperliche Aktivität, ungenügende oder falsche Ernährungskenntnisse und Medikamenteneinnahme) den Ernährungszustand. Durch den nahezu unveränderten Bedarf an lebensnotwendigen Nährstoffen und den gleichzeitig abnehmenden Bedarf an Energie ergibt sich für ältere Menschen die Notwendigkeit einer erhöhten Dichte dieser Nährstoffe in der Nahrung.

Eine besonders hohe Nährstoffdichte haben Obst, Gemüse, Getreide sowie fettarme Milch und Milchprodukte. Eine vielseitige und abwechslungsreiche Lebensmittelauswahl ist die beste Möglichkeit, den Körper mit allen wichtigen, insbesondere für das Gehirn unentbehrlichen Nährstoffen in ausreichender Menge zu versorgen.

Regelmäßige Essenszeiten und mehrere kleine Mahlzeiten pro Tag unterstützen die optimale Versorgung.

Je besser man sich ernährt, desto besser ist die kognitive Leistung auch im Alter!

Merke

Altersvergesslichkeit kann vermindert werden

- möglichst langes geistiges Fitbleiben
- scheinbare Schicksalsschläge nicht als solche hinnehmen, sondern als Chance für Neubeginn sehen
- gesunde Ernährung
- ausreichend Flüssigkeitszufuhr
- körperliche Aktivität
- bestmögliche Gesundheit an Herz- und Kreislauforganen

Demenz

Unter Demenz versteht man Krankheitsbilder, welche durch Gedächtnisstörungen gekennzeichnet sind, die gemeinsam mit anderen intellektuellen Störungen auftreten und so schwerwiegend sind, dass sie die Lebensführung des Patienten deutlich beeinträchtigen.

Häufigkeit

Demenzen nehmen bezüglich der Häufigkeit des Auftretens jährlich zu. Grund dafür ist das zunehmende Durchschnittsalter der Bevölkerung. So leben in Deutschland derzeit etwa 1 1/2 Millionen Menschen mit einer Demenzerkrankung. In Österreich sind es knapp 100.000 Personen. Diese Zahl wird sich in Österreich bis zum Jahre 2050 mehr als verdoppeln und die Demenz soll nach Berechnungen dann etwa 234.000 Österreicher/-innen betreffen. Die Hälfte der Demenzpatienten ist auch hilfsbedürftig oder pflegebedürftig. Die anfallenden Kosten zur Versorgung von Demenzkranken betragen derzeit ca. 1 Milliarde Euro jährlich und sollen in den nächsten Jahren auf bis zu 3 Milliarden Euro jährlich ansteigen. Von besonderer Bedeutung ist die Tatsache, dass derzeit ein Großteil der Demenzkranken von ihren Angehörigen gepflegt wird. Bedingt durch die Überalterung der Bevölkerung und die derzeit rückläufige Geburtenrate in Bezug auf die erwerbstätigen Personen wird in den nächsten Jahren eine besondere Kluft zwischen Erkrankten und pflegenden Angehörigen auftreten. Bei dem bereits jetzt vorhandenen relativ qualifizierten Pflegepersonenmangel ist somit in den nächsten Jahren neben den zunehmenden Einzelschicksalen und den wachsenden soziökonomischen Belastungen durch diese Erkrankung vor allem die Frage der Versorgung von Demenzkranken völlig ungeklärt.

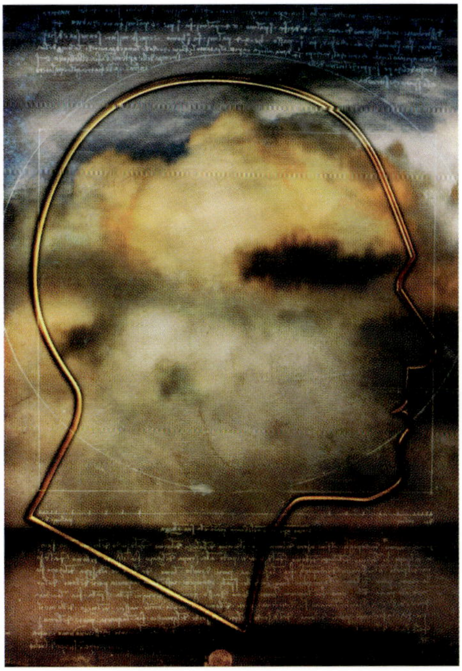

Bestimmte Demenzformen sind bezüglich ihrer Entstehung durch vorbeugende Maßnahmen nicht zu vermeiden, einige der Demenzformen treten allerdings durch vermeidbare Risikofaktoren vermehrt auf, und diesen kann man durch entsprechende Präventionsmaßnahmen begegnen. Gerade hier möchte dieses Kapitel in weiterer Folge vertieft ansetzen.

Ursachen

Ursachen der Demenz sind die Alzheimerkrankheit, die durchblutungsbedingte Vergesslichkeit (vaskuläre Demenz) sowie die so genannte Lewy-Körperchen-Demenz. Aber auch behandelbare Demenzen, insbesondere bedingt durch Erkrankungen der Schilddrüse oder Vitamin-B-Mangel sind möglich.

Wichtig ist auch die Tatsache, dass Mischformen, insbesondere zwischen der degenerativen Demenz vom Alzheimertyp und der durchblutungsbedingten Demenz vom vaskulären Typ vorliegen. Dies ist von besonderer Bedeutung, da gerade die vaskuläre Demenz teilweise vermeidbar ist, oder zumindest durch entsprechenden Lebensstil und Vorbeugemaßnahmen um Jahre hinausgezögert werden kann.

Bei der Alzheimerkrankheit liegt die Ursache im Zugrundegehen von Nervenzellen in bestimmten Hirnregionen, wobei das Gehirngewebe um 20 % und mehr schrumpft. Die definitive Ursache für den Beginn der Erkrankung ist unklar.

Allerdings sind die gestörten Zellmechanismen bei der Alzheimer-Erkrankung gut erforscht, so dass es mittlerweile verschiedene Behandlungsmöglichkeiten gibt. Bei der degenerativen Alzheimerdemenz ist der schleichende Beginn, bei dem anfänglich leichte Gedächtnisstörungen im Vordergrund stehen, charakteristisch. Später (nach einigen Jahren) kommen allmählich andere Defizite des Gehirns wie Wortfindungsstörungen, Rechenstörungen, Schwierigkeiten beim Uhrenlesen und Verwirrtheitszustände dazu. Das weitere Fortschreiten der Erkrankung führt zu einer zunehmenden Beeinträchtigung der Selbständigkeit und einer

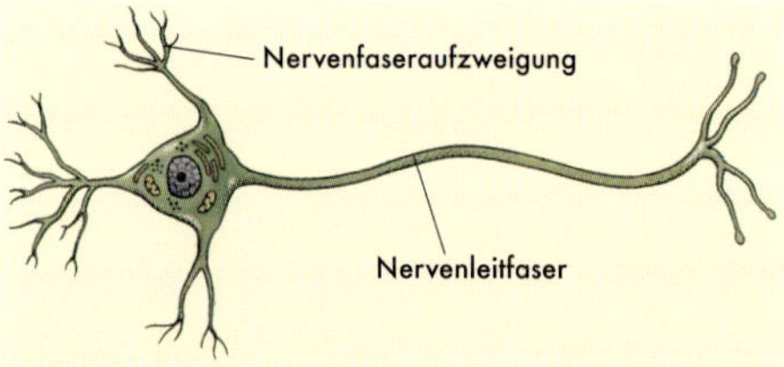

Der Untergang der Gehirnzellen ist die wesentliche Ursache von Alzheimer.

Verminderung des selbständigen Durchführens von Alltagsaktivitäten. Neben den geistigen Störungen kommt es auch zu seelischen Veränderungen wie vermehrter Ängstlichkeit oder depressiver Grundstimmung. Diese seelischen Symptome sind oft bereits in sehr frühen Krankheitsstadien zu beobachten. Auch die seelischen Veränderungen können im Laufe der Erkrankung zunehmen und in weiterer Folge von körperlichen Einschränkungen wie Verlust der Stuhl- und Harnkontrolle begleitet werden.

Medikamentöse Behandlung

Derzeit stehen insgesamt fünf verschiedene Medikamente aus unterschiedlichen Substanzgruppen (Cholinesterasehemmer und Memantine) zur Verfügung, welche in unterschiedlichen Phasen der Alzheimer-Erkrankung positive Effekte auf den Krankheitsverlauf haben. Natürlich sind diese Medikamente auch mit bestimmten Nebenwirkungen verbunden, bedürfen einer gesicherten Diagnosestellung und müssen laufend ärztlich überwacht werden.

Die Bewilligung dieser Medikamente ist nur über den chefärztlichen Dienst möglich.

Ergänzend sind auch pflanzliche Substanzen hilfreich. Es gibt zahlreiche Untersuchungen, die die positive Wirkung von Ginkgo auf die Gehirnfunktion, speziell im Alter, dokumentieren. Gezeigt hat sich aber auch die positive Wirkung bei bereits bestehender Alzheimer-Erkrankung. Der Extrakt von Ginkgo-biloba-Blättern wirkt als Radikalfänger und schützt die Zellmembranen im Gehirn.

Für Lecithin liegen ebenso Untersuchungen vor, welche das Ansprechen bezüglich der Gedächtnisstörungen nachweisen. Dies gilt insbesondere in der Frühphase der Alzheimerdemenz und bei leichten kognitiven Störungen – Mild Cognitive Impairment (siehe Seite 35 ff.). Eine wissenschaftliche Untersuchung zeigte, dass durch den Konsum von Lecithin neben der eindeutigen Besserung der Gedächtnisleistung auch Verbesserungen im Bereich der seelischen Befindlichkeit nachzuweisen sind. Für schwerwiegende Demenzformen liegen noch keine gesicherten Daten für Lecithin vor.

Lecithin ist ein hochwertiger Naturstoff und eine lebensnotwendige Substanz für den Menschen. Lecithin besteht überwiegend (zu 75 %) aus ungesättigten Fettsäuren, davon macht Linolsäure allein 60 % aus. Sie ist die wichtigste ungesättigte Fettsäure für die Gesundheit des Menschen. Lecithin (Phosphatidylcholin) gehört wie das Phosphatidylserin (= PS) zu den Phospholipiden.

Die hauptsächliche biologische Wirkung von Lecithin hängt vom Gehalt der ungesättigten Fettsäuren ab. Die anderen Inhaltsstoffe erfüllen wichtige begleitende Funktionen.

Das Lecithin in der Zellwand ist wichtig für die Zellatmung. Es erhöht aber auch die Beweglichkeit und die Durchdringbarkeit der Zellwände, was den Stoffaustausch erleichtert und verbessert – die Zulieferung von lebenswichtigen Substanzen und den Abtransport von »Stoffwechsel-Müll«.

Die aufgenommenen und unveränderten Lecithin-Moleküle verbessern und erhalten die gesamte Zellfunktion. Der andere Teil des aufgenommenen Lecithins wird in seine einzelnen Bestandteile gespalten und dann erst verarbeitet.

Die restlichen 25 % des aufgenommenen Lecithins werden in 3 wichtige Komponenten zerlegt: Cholin, Linolsäure und Phosphat. Jeder dieser Bestandteile hat für die Funktion des Organismus ganz bestimmte, lebenswichtige Aufgaben zu erfüllen. Für unser Gehirn ist das Cholin der wichtigste Bestandteil.

Cholin ist das wichtigste Vorläufer-Molekül, das von allen Gehirnzellen zum Aufbau von Phosphatidylcholin und anderen Phospholipiden benötigt und unmittelbar für den Aufbau des Neurotransmitters Acetylcholin herangezogen wird. Für die Reizübermittlung im Gehirn wird das gespeicherte Acetylcholin in den synaptischen Spalt (winziger Raum zwischen den Umschaltstellen für die Erregungsübertragung) freigesetzt und erregt die Rezeptoren der nächsten Zelle. Das ist ein wesentlicher Vorgang für das Denken und Erinnern. Eine Acetylcholin-Aufbauhemmung oder eine Verminderung von Acetylcholin unterbricht diese Reizleitung zwischen den Nerven. Der Informationsfluss im Gehirn funktioniert nicht mehr.

Obwohl Cholin und Phosphatidylcholin im Gewebe in hohen Konzentrationen enthalten sind, kann der Organismus nicht ohne weiteres über diese Reserven verfügen. Wenn Cholin aus der Zellmembran herausgelöst wird, dann wird diese Membran zerstört. Der größte Teil des Cholins, das für die

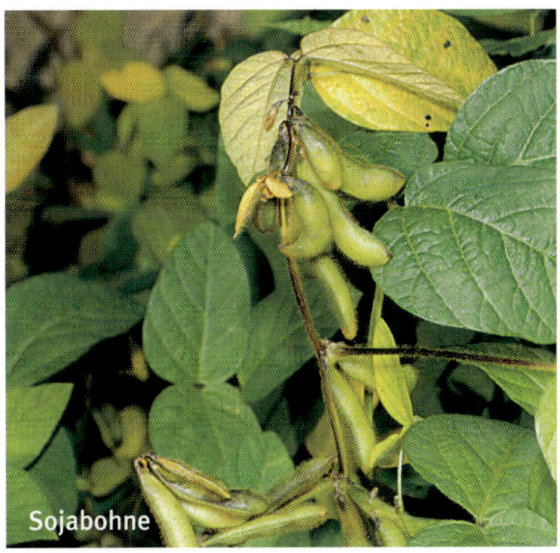
Sojabohne

Signalübertragung der Nerven benötigt wird, stammt aus dem Gehirnpool. Wenn also Acetylcholin produziert werden muss, dann wird freies Cholin, das nicht an eine Zellmembran gebunden ist, aus speziellen Speichern im Gehirn mobilisiert und in die extrazelluläre (sich außerhalb der Zellen befindende) Flüssigkeit abgegeben.

Jetzt wird auch klar, warum die Zufuhr von Lecithin für das Denken so wichtig ist. Lecithingaben erhöhen den Cholinspiegel im Blut um das Drei- bis Vierfache. Das Gehirn kann das aus dem Lecithin zugeführte Cholin aus dem Blut durch die Blut-Hirn-Schranke einschleusen. Weil Cholin auf diese Weise besser verfügbar ist, kann auch mehr Acetylcholin im Gehirn produziert werden.

Im Alter kommt es bei vielen Menschen sehr oft deswegen zu einer verminderten Leistung des Gehirns, weil die Herstellung von Acetylcholin aus verschiedenen Gründen blockiert ist. Fehlt der Neurotransmitter Acetylcholin, kommt es zu einer Blockierung des Sofortgedächtnisses, aber auch der Speicherfähigkeit für neue Gedächtnisinhalte. Eine entsprechende Lecithinzufuhr kann das verbessern.

Naturlecithin aus der Apotheke ist ein besonders guter Cholinlieferant; das Cholin aus dem Lecithin ist schnell verfügbar und der Aufbau von Acetylcholin nimmt zu.

Außerdem nehmen wir das Lecithin in dieser Form frei von allen Nebenwirkungen auf – würde man hingegen auf Lecithin aus dem Ei oder aus Innereien zurückgreifen, müsste man mit erheblicher Cholesterin- und Fettbelastung rechnen.

Nimmt man nun Lecithin in entsprechenden Mengen auf, gibt es genügend Cholin, und die Acetylcholin-Konzentration steigt wieder stark an. Die Gedächtnisleistung nimmt zu.

Verschiedene Untersuchungen deuten auch darauf hin, dass Phosphatidylserin die Gehirnfunktion fördert und einer Reduktion der Gedächtnisleistung im Alter entgegenwirkt.

Vaskuläre Demenz

Dabei handelt es sich um eine gefäßbedingte Mangeldurchblutung des Gehirns, welche stufenweise zu einer Verschlechterung der Erkrankung führt und so eine schrittweise Zunahme von Gedächtnisstörungen, aber auch anderen Störungen der höheren Hirnleistungen begünstigt.

Sehr häufig handelt es sich um Mischformen von durchblutungsbedingten Demenzen mit der oben beschriebenen Alzheimerdemenz. Dementsprechend können therapeutisch die gleichen Substanzen wie bei der Alzheimer-Erkrankung, häufig mit Erfolg, eingesetzt werden.

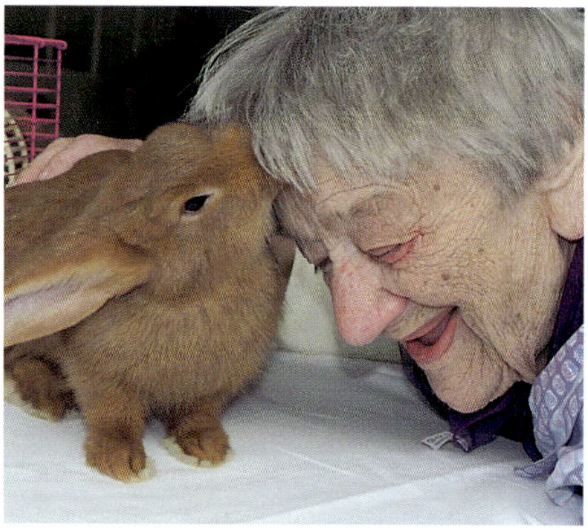

Besonders wichtig ist, dass der vaskulären Demenz vorgebeugt werden kann, oder zumindest ein verspäteter Krankheitsbeginn erzielt werden kann. Allerdings sind hier sehr gezielte Maßnahmen zur Verbesserung der Durchblutungssituation der kleinen Gefäße erforderlich. Diese umfassen insbesondere eine adäquate Ernährung, reichlich körperliche Bewegung sowie das Vermeiden von Nikotin und Alkohol in größeren Mengen.

Medikamentös kann die vaskuläre Demenz relativ gut behandelt werden und ist abhängig von der Ursache der Durchblutungsstörung. Einerseits sind die bereits auf Seite 20 f. beschriebenen Medikamente zur Durchblutungsförderung und zur Gerinnungshemmung, also Substanzen wie Thrombo-ASS®, Asasantin®, Plavix®, Trental®, Vasonit® und andere gut geeignet. Die Auswahl der Medikamente richtet sich hier ganz spezifisch nach den fassbaren Ursachen.

Zusätzlich hat sich auch gezeigt, dass eine sehr strenge Senkung des Cholesterinspiegels wesentlich ist und sich bei diesen Patienten auch bereits bei grenzwertigen oder auch nur im obersten Referenzbereich gelegenen »noch normalen« Cholesterinwerten eine cholesterinsenkende Medikation, insbesondere mit den so genannten Statinen, also Medikamenten wie Pravachol®, Sortis®, Zocord® und den entsprechenden Generika als sehr hilfreich gezeigt hat.

Weiters ist eine besonders genaue Einstellung der Ursache der Durchblutungsstörung wie Blutdruck oder Zuckerkrankheit erforderlich.

Ernährung bei Demenz

Hauptprobleme bei der Ernährung von Demenz-Patienten sind eine allgemeine Mangelernährung, ein Gewichtsverlust durch verringerten Appetit und Desinteresse am Essen sowie eine mögliche Essensverweigerung. Außerdem bestehen sehr oft Schluckbeschwerden. Bei fortgeschrittener Erkrankung werden Speisen oft nicht mehr erkannt und deshalb nicht mehr gegessen.

Sehr oft werden Speisen auch wegen der beeinträchtigten Geschmacksempfindung abgelehnt. So werden salzige, bittere und saure Speisen als unangenehm empfunden, während Süßes bevorzugt gegessen wird, da süß besonders wohlschmeckend ist. Oft werden pikante Speisen erst durch zusätzliches Süßen wieder akzeptiert. Dabei ist es wichtig, dass es den Betroffenen schmeckt und nicht den betreuenden Personen.

Störend empfinden Demenz-Patienten auch Krümel, Brösel oder Streusel auf ihren Speisen. Diese erleben sie als Fremdkörper, die sie ausspucken oder die bei ihnen einen Würgereiz auslösen können. Schmackhaft hingegen finden sie Gerichte, die sie in ihrer Kindheit und Jugend besonders gern gegessen haben.

Da eine Mangelernährung noch zusätzlich zu funktionellen Einbußen führt, sollte das Nahrungsangebot folgendermaßen modifiziert werden: Bei Patienten mit Schluckstörungen sollte die Konsistenz der Nahrung in Richtung Brei verändert werden.

Generell ist der Einsatz von »Finger-Food« ideal, weil dadurch auf den Umgang mit Besteck verzichtet werden kann (beispielsweise statt Kompott Obststücke, statt Schokocreme einen Schokoriegel oder statt Grießbrei gebratene Grießschnitten).

Zwischen den Hauptmahlzeiten sollten Snacks zur Verfügung stehen und generell sollten verstärkt vertraute und gewünschte Speisen angeboten werden. Bekannte Gerichte, aber auch süße und fettreiche Speisen werden gerne gegessen.

Personen mit Demenz bevorzugen sehr süße Getränke, die nicht zu kalt sind. Bei bestehenden Schluckstörungen sollten diese aber immer angedickt werden.

Besonders günstig auf die Nahrungsaufnahme wirkt sich ein angenehmes, vertrautes Ambiente während der Mahlzeiten aus. Eine Untersuchung hat gezeigt, dass durch das Aufstellen von Aquarien mit lebenden Fischen in der Nähe des Essplatzes mehr gegessen wurde.

Die Fische haben die Demenz-Kranken dazu animiert, länger sitzen zu bleiben und in Folge auch mehr zu essen. Generell essen die Betroffenen in Gesellschaft mehr als alleine. Sie lassen sich aber auch besonders leicht ablenken. Aus diesem Grund sollten die Speisen nicht gleichzeitig, sondern nacheinander serviert werden.

Sehr oft leiden Menschen mit Demenz an einer inneren Unruhe und haben dementsprechend einen großen Bewegungsdrang. Durch diese Aktivitäten erhöht sich der Energiebedarf ganz beträchtlich – dementsprechend höher muss auch die Zufuhr an Energie sein. So kann es vorkommen, dass dem Normalbedarf von ca. 1.800 kcal pro Tag ein Verbrauch von bis zu 3.500 kcal gegenübersteht.

Wenn die Betroffenen zu wenig essen und abnehmen, müssen spezielle Trinksupplemente zusätzlich gegeben werden. Ist es überhaupt nicht mehr möglich, dass ausreichend gegessen und getrunken wird, muss vom Arzt entschieden werden, ob eine so genannte enterale oder parenterale Ernährung (über eine Sonde) erfolgt.

Ernährung zur Vorbeugung von Demenz

Die tägliche Nahrungszufuhr hat bereits in frühen Lebensjahren entscheidenden Einfluss auf die Entwicklung einer Demenz. Es gibt sowohl zahlreiche Risikofaktoren als auch sehr viele Schutzstoffe.

Ernährungsfaktoren, die das Risiko für eine Demenzerkrankung erhöhen:

- Hohe Kalorienzufuhr.
- Hohe Zufuhr von Fetten: Wer täglich große Mengen Fett konsumiert, erhöht sein Erkrankungsrisiko um das Siebenfache gegenüber von Personen, die wenig Fett konsumieren. Dabei spielt der Fettkonsum im früheren Lebensalter schon eine Rolle für die Entstehung einer späteren Alzheimer-Krankheit.
- Hohe Zufuhr von gesättigten Fettsäuren: Wer hauptsächlich tierische Fettsäuren zu sich nimmt, hat ein 2,2fach höheres Risiko an Alzheimer zu erkranken als Personen mit einem Fettkonsum aus vorwiegend pflanzlichen Quellen.
- Niedrige Zufuhr von Omega-3-Fettsäuren.
- Mangel an Vitamin B_6, B_{12}, Folsäure: Diese Vitamine sorgen dafür, dass Homozystein, eine Substanz, die beim Ab- und Umbau von Eiweißbestandteilen aus der Nahrung entsteht, weiter abgebaut wird. Besteht ein Mangel an diesen drei B-Vitaminen, erhöht sich der Homozysteinspiegel. Dieser ist besonders schädlich, da dieses giftige Stoffwechselzwischenprodukt die Gefäßwände und die Nervenzellen im Gehirn schädigen kann. Personen mit hohem Homozysteinspiegel leiden häufiger an Altersvergesslichkeit und an Demenz. Hohe Dosen an Folsäure können das Gedächtnis von älteren Personen »verjüngern«. Außerdem kommt es zu einer Verbesserung der Wahrnehmungsfähigkeit und der Reaktionszeit.
- Mangel an Vitamin E und C, Selen, Zink.
- Geringe Zufuhr von Obst und Gemüse und damit ein Mangel an besonderen Pflanzenschutzstoffen.
- Hohe Mengen an Alkohol: wirken auf alle Fälle giftig auf die Nervenzellen und führen zu Alkohol-bedingter Demenz.

Bewegung und Demenz

Bewegung hält nicht nur den Körper, sondern auch den Geist fit. Wer täglich drei Kilometer zu Fuß geht, senkt das Risiko für Alzheimer und andere Demenzerkrankungen um die Hälfte. Durch die Bewegung wird die Durchblutung des Gehirns gefördert und die Produktion von Hormonen angekurbelt, die wiederum eine schützende Wirkung haben. Außerdem kommt es wahrscheinlich zur Hemmung der Bildung von Eiweiß, welches sich bei Alzheimer-Patienten im Gehirn ablagert.

Depression

Die Depression des älteren Menschen gehört zu den häufigsten behandelbaren Erkrankungen, die mit einer verminderten Gedächtnisfunktion verbunden sind. Aus der eigenen Erfahrung kann gesagt werden, dass bei jedem älteren Menschen, bei dem Gedächtnisstörungen aufgetreten sind, durch ein gezieltes ärztliches Gespräch nach dem Vorliegen einer Depression gesucht werden muss. Sofern diese vorhanden ist, gilt es zunächst die bestmögliche Therapie der Depression zu erzielen. Dies kann neben der Verabreichung von Medikamenten, genauso durch Gesprächstherapie, pflanzliche Substanzen oder durch gezielte Entspannungsmaßnahmen erfolgen.

In vielen Fällen hat die erfolgreiche Behandlung der Depression zu einer nahezu schlagartigen Besserung der Hirnfunktion geführt. Interessanterweise sehen viele Patienten, die wegen einer Gedächtnisstörung zum Arzt kommen und bei denen eine Depression diagnostiziert wird, den Zusammenhang nicht und wollen das Vorliegen einer Depression lange Zeit gar nicht als Ursache akzeptieren. Dies ist dadurch bedingt, dass Depressionen sich durch eine Vielzahl von Erscheinungsbildern äußern und daher für den Laien nicht immer gleich als solche ersichtlich sind.

Häufig können erst längerfristige Aufklärungsgespräche bei den Patienten und vor allem den Angehörigen zu einer Akzeptanz der Diagnose führen und so eine gezielte Behandlung überhaupt erst ermöglichen.

Zusätzlich kann aber auch im Laufe einer Alzheimer-Erkrankung, einer anderen Demenzerkrankung oder der normalen Altersvergesslichkeit häufig eine seelische Belastungssituation mit nachfolgender Depression auftreten und die Gedächtnisstörungen wiederum verstärken. Auch in diesen Fällen muss die Depression gezielt medikamentös und nichtmedikamentös behandelt werden.

Auch für ältere Patienten ist eine psychologische und in vielen Fällen eine psychotherapeutische Betreuung von besonderer Wichtigkeit. Selbst wenn es gerade älteren Menschen oft schwer fällt, eine Gesprächstherapie oder eine psychologische Beratung anzunehmen, sollten diese Behandlungen zumindest angeboten werden.

Medikamentöse Behandlung

Bei der medikamentösen Behandlung der Depression gibt es derzeit sehr viele Möglichkeiten. Die Wahl der Medikamente richtet sich vor allem nach dem Erscheinungsbild und dem Schweregrad der Depression, aber auch nach den Erfahrungen des behandelnden Arztes. Medikamente gegen Depressionen verbessern die Produktion von Botenstoffen im Gehirn, vor allem von Serotonin, aber auch von anderen Botenstoffen wie Noradrenalin etc. Antidepressive Medikamente machen entgegen der häufigen Volksmeinung nicht abhängig. Abhängig machende Medikamente sind hingegen meist die reinen Beruhigungsmittel. Bei den antidepressiven Medikamenten gibt es einerseits die vor allem stimmungsaufhellenden und antriebssteigernden Medikamente, z. B. Gladem®, Tresleen®, Seropram®, Cipralex®, Efectin® u.v.m. Eine weitere Wirkungsweise antidepressiver Medikamente ist die eher beruhigende und manchmal auch schlafanstoßende Wirkung, zum Beispiel bei den Substanzen Tolvon®, Mirtabene®, Remeron®, Saroten®, Trittico®. Daneben sind aber auch andere Substanzgruppen wie Neuroleptika in bestimmten Dosierungen stimmungsaufhellend und stimmungsverbessernd wirksam, antiepileptische Medikamente können über einen längeren Zeitraum bei schweren Depressionen gut wirksam sein.

Gerade bei Patienten mit Alzheimerdemenz oder anderen Demenzformen eignet sich der Einsatz von stimmungsaufhellenden und etwas beruhigenden Neuroleptika sehr gut. Die Verschreibung dieser Medikamente gehört ausschließlich in die Hand erfahrener Nervenfachärzte, also von Neurologen und Psychiatern.

Schlaganfall und andere Erkrankungen des Gehirns

Erkrankungen des Gehirns, seien sie akut oder chronisch, können zur Veränderung der höchsten Hirnleistungen, also des Gedächtnisses, der Konzentration, der Merkfähigkeit, des Rechenvermögens u. a. führen. Die Entstehung von Gedächtnis-, Merkfähigkeits- und Konzentrationsstörungen ist vor allem abhängig vom Schädigungsort im Gehirn, aber auch von der Art der Hirnschädigung. So führt zum Beispiel ein plötzlicher Sauerstoffverlust im Gehirn wie nach längerem Herzstillstand zu einer oft massiv ausgeprägten Gedächtnisstörung und es kann sich von einer Minute auf die andere eine Demenz in ihrer schwersten Form entwickeln. Die häufigste Ursache von krankheitsbedingten Gedächtnisstörungen durch akute Erkrankungen ist vor allem der Schlaganfall. Es tritt zwar nicht bei jedem Schlaganfall auch eine Störung der höheren Hirnleistungen auf, ist allerdings zumindest in der Frühphase häufig anzutreffen. Die Arten der Störungsmuster sind sehr unterschiedlich. Weiterführende Literatur: »Der Schlaganfall und das Leben danach«, Kneipp-Verlag.

Generell muss darauf hingewiesen werden, dass nach Schlaganfall oder jeder anderen Erkrankung des Gehirns ein besonders intensives Gedächtnistraining und eine intensive neuropsychologische Betreuung wichtig ist, da bei diesen Formen meist, zumindest innerhalb der ersten 1 – 3 Jahre, eine gute Verbesserungschance besteht. Auch die selbständigen Gedächtnisübungen, wie zum Teil in diesem Buch beschrieben, und die Gedächtnisübungen mit speziellen computerunterstützten Verfahren sind hier von enormer Bedeutung.

Untersuchungen

Sobald Gedächtnisstörungen festgestellt werden, ist die erste Konsequenz der Weg zum Arzt. Dies passiert in vielen Fällen leider nicht, stattdessen werden zahlreiche Selbstmaßnahmen durchgeführt.

Da jedoch häufig behandelbare Störungen vorliegen, kann wertvolle Zeit verloren gehen.

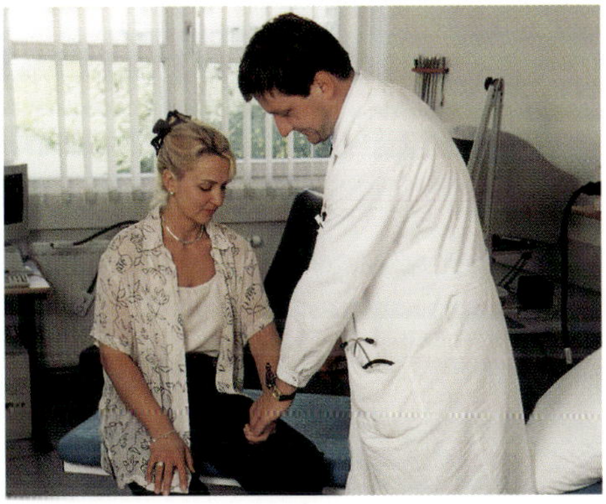

Prinzipiell sollte ein Nervenfacharzt, Facharzt für Neurologie oder Facharzt für Psychiatrie aufgesucht werden. Dieser wird sich zunächst in einem ärztlichen Gespräch einen Überblick über den zeitlichen Verlauf der Entwicklung und über die betroffenen Teilbereiche verschaffen. Das gibt häufig schon einen wesentlichen Hinweis auf die Art der zugrunde liegenden Gedächtnisstörung. Danach erfolgt eine klinisch-neurologische Untersuchung, um allfällige andere Erkrankungen des Gehirns zu erkennen. Abhängig vom ärztlichen Gespräch (Anamnese) und der neurologischen Untersuchung (Statuserhebung) können folgende Untersuchungen veranlasst werden:

Erforderliche Untersuchungen zur Diagnose einer Gedächtnisstörung:

- ärztliche Untersuchung
- Laboruntersuchung
- EEG
- CT* / MRT* des Gehirns
- Ultraschalluntersuchung der Halsgefäße
- Spezialuntersuchungen des Gehirns wie SPECT* / PET*
- Herz-Kreislauf-Untersuchung
- allfällige andere Diagnoseverfahren

* Legende:
CT (Computertomographie)
MRT (Magnetresonanztomographie)
SPECT (Single Photon-Emissions-Computertomographie)
PET (Positronen-Emissionstomographie)

Ärztliche Untersuchung

Häufig können die neurologische Untersuchung und das ärztliche Gespräch eindeutige Hinweise auf eine Depression – als Ursache der Gedächtnisstörung – geben, und es wird häufig bereits zu diesem Zeitpunkt, je nach Eindeutigkeit des Befundes, mit einer gezielten Behandlung begonnen.

Laboruntersuchungen

Durch gezielte Blutuntersuchungen können vor allem sehr gut behandelbare Ursachen von Demenzen erfasst werden. Diese beinhalten hauptsächlich Störungen der Schilddrüse, Vitamin- und Elektrolytmangelerkrankungen, aber auch andere entzündliche Erkrankungen des Gehirns. Bestimmte Parameter der Laboruntersuchungen sind bei »normalen« Vorsorgeuntersuchungen nicht inkludiert und werden nur beim entsprechenden Verdacht auf Demenz durchgeführt.

Merke

- Blutuntersuchungen sind unabdingbar für die Diagnose von Gedächtnisstörungen.
- Die zu untersuchenden Blutwerte sind nicht bei Routineuntersuchungen inkludiert.
- Die Planung und Interpretation der Werte obliegt einem Facharzt.

EEG

Bei der Elektroenzephalographie werden die Gehirnströme durch Oberflächenelektroden aufgezeichnet. Die Untersuchung ist nicht schmerzhaft und nicht belastend und dauert ca. 20 – 30 Minuten. Durch diese Untersuchung ist die Funktion von Gehirnzellen sehr gut darstellbar. Der EEG-Befund kann zwar keine eindeutige Zuordnung der Gedächtnisstörung zu einer bestimmten Demenzform ermöglichen, schließt aber gewisse Erkrankungen aus und kann hilfreich für die Diagnosefindung sein.

Es gibt eine spezifische Demenzform (Jakob-Creutzfeldt-Erkrankung), bei der es sehr typische EEG-Veränderungen gibt, welche der wesentliche Schlüssel zur Diagnose der Erkrankung sind.

Wichtig ist auch, dass die EEG-Untersuchung gut für Verlaufskontrollen geeignet ist und einen objektiven Parameter bei Verschlechterungen darstellen kann.

Nachteil der EEG-Untersuchung ist die oft tageszeitliche Abhängigkeit der Befunde im Sinne von eingenommenen Medikamenten, fehlender Entspannung während der Untersuchung und Ähnlichem.

EEG-Untersuchungen werden wiederum von Nervenfachärzten veranlasst und ausgewertet.

Merke

- Das EEG ist ein wichtiges Hilfsmittel zur Diagnose der Demenz.
- EEG-Untersuchungen sind nur selten spezifisch.
- EEG-Untersuchungen sind weder schmerzhaft noch belastend.
- EEG-Untersuchungen sind wichtig für Verlaufskontrollen.

CT- und MRT-Untersuchung

In vielen Fällen ist eine bildgebende Untersuchung des Gehirns erforderlich. Das zu früheren Zeiten durchgeführte Schädelröntgen gibt keine ausreichende Sicherheit bezüglich Veränderungen im Gehirn, weswegen nun Tomographieverfahren eingesetzt werden müssen.

Sowohl die Computertomographie als auch die Magnetresonanztomographie können allfällige Veränderungen, welche zu einer Demenz führen, gut erkennen. Dies ist insbesondere die Schrumpfung des Hirngewebes, wobei zwischen einer äußeren und einer inneren Hirnschrumpfung unterschieden wird.

Bei der Demenz vom Alzheimertyp ist häufig sowohl die äußere als auch innere Schrumpfung des Hirngewebes charakteristisch (siehe Abbildung).

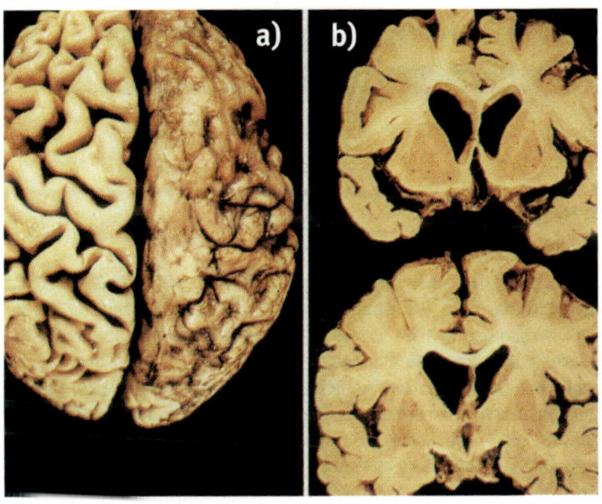

Gehirnschrumpfung bei Alzheimer-Patienten
a) außen, b) innen.

Häufig liegen auch behandelbare Formen einer inneren Hirnschrumpfung, bedingt durch einen so genannten Hydrozephalus (Wasserkopf) vor.

Dieser kann sich häufig im höheren Alter durch eine Abflussstörung der Gehirnflüssigkeit entwickeln, wobei die Gedächtnisstörung eines der Hauptsymptome ist.

Aus diesem Grund und auch zur Feststellung von eventuellen Hirntumoren ist die Tomographieuntersuchung des Gehirns so dringend erforderlich.

Die weitere Behandlung und die Langzeittherapie von Patienten mit Gedächtnisstörungen sind ohne bildgebende Diagnostik nicht mehr zu verantworten.

Auch die CT- und MRT-Untersuchungen können sehr gut als Verlaufsparameter herangezogen werden, wobei diese Untersuchungen im Vergleich zur EEG-Untersuchung wesentlich kostspieliger sind und im Falle der CT-Untersuchung durch eine – zwar geringe, aber doch vorhandene – Röntgenstrahlenbelastung gekennzeichnet sind.

Merke

- Röntgenuntersuchungen des Gehirns sind unabdingbar für die Diagnose der Demenz.
- Bestimmte behandelbare Gehirnerkrankungen sind nur durch diese Röntgenverfahren erkennbar.
- CT- und MRT-Untersuchungen sind auch gute Verlaufsparameter.

SPECT- und PET-Untersuchung

Diese sehr spezifischen und nur in wenigen Zentren durchführbaren Untersuchungen sind in der Regel nicht zur Diagnose der Demenz erforderlich. Allerdings konnten zahlreiche wissenschaftliche Untersuchungen gerade bei diesen Verfahren die Bedeutung der Frühdiagnose hervorheben. Somit sind sie wichtig im Falle von Medikamentenstudien oder bei Verdacht auf Sonderformen von Demenzen.

Für diese speziellen Untersuchungen sind die Verabreichung von radioaktiven Kontrastmitteln und die Pausierung bestimmter

Medikamente vor der Untersuchung erforderlich, so dass es sich nicht nur um extrem kostspielige, sondern auch sehr aufwendige Untersuchungen handelt.

In Zukunft sind Weiterentwicklungen dieser Untersuchungsverfahren und durchaus auch ein vermehrter Einsatz in der Routineuntersuchung von Demenzen zu erwarten.

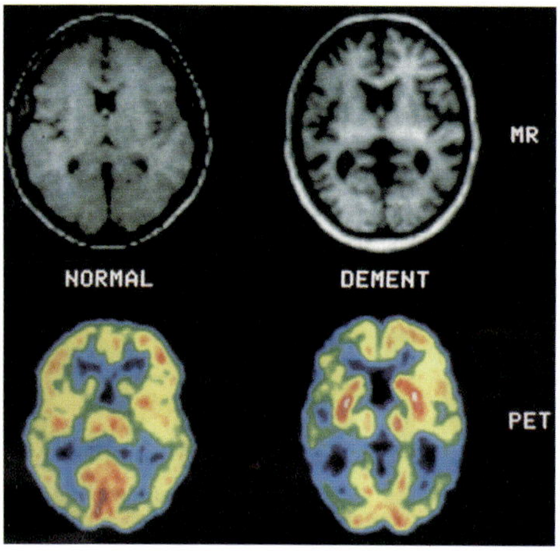

Gegenüberstellung von Schnitten durch das Gehirn im Kernspintomogramm (MR) und im Protonenemissionstomogramm (PET) für Glukosestoffwechsel einer Normalperson und eines Patienten mit M. Alzheimer. Deutlich kommt die typische Stoffwechselstörung bei Alzheimer-Demenz zur Darstellung.

Merke

Es gibt spezifische nuklearmedizinische Untersuchungen zur Frühdiagnose und Differentialdiagnose von seltenen Demenzformen. Diese sind aber nicht routinemäßig durchzuführen.

Herz-Kreislauf-Untersuchungen

Wie im vorigen Kapitel beschrieben, können Erkrankungen des Herz- und Kreislaufsystems ebenfalls zu Gedächtnisstörungen führen, weswegen nach der klinischen Untersuchung auch bestimmte, zum Teil sehr unterschiedliche Untersuchungen des Herz-Kreislauf-Systems erforderlich sind. Dies sind häufig Herz-Ultraschall, Langzeit-Blutdruckmessungen, Langzeit-Rhythmusmessungen, Ergometrie und andere Verfahren.

Andere Untersuchungen

Eventuelle weitere Untersuchungen wie andere radioaktive Verfahren, Hirndruckmessung und Ähnliche sind nur bei bestimmten Konstellationen und Verlaufsformen von Demenzen notwendig und obliegen rein einer fachärztlichen Entscheidung. Sie werden meist im Rahmen von stationären Krankenhausbehandlungen durchgeführt.

Testverfahren zur Feststellung von Gedächtnisstörungen

Mit den folgenden international anerkannten Tests kann der fortschreitende Verlauf bzw. Grad einer Gedächtnisstörung festgestellt werden. Bewährte Testverfahren stellen eine unerlässliche Ergänzung der Schilderungen von Patienten und Angehörigen dar. Leider werden die Symptome oft verkannt und als »altersnormal« angesehen, wodurch der Arztbesuch, die rechtzeitige Diagnosestellung und die Therapieeinleitung verzögert bzw. überhaupt verhindert werden.

MMSE – Mini Mental State

MMSE-Test

Orientierung

1. Den Wievielten haben wir heute?	Tag _______	❑
2. Welches Jahr haben wir heute?	Jahr _______	❑
3. Welchen Monat haben wir heute?	Monat ______	❑
4. Welcher Wochentag ist heute?		❑
5. Welche Jahreszeit haben wir nun?		❑
6. Wie heißt Ihr Hausarzt/Spitalsarzt?		❑
7. In welchem Stockwerk befinden wir uns hier?		❑
8. Wie ist Ihre Adresse?		❑
9. In welcher Stadt ist dieses Haus?		❑
10. In welchem Land befinden wir uns hier?		❑
	Punkteanzahl (max. 10)	_____

Kurzzeitgedächtnis

Fragen Sie den Patienten, ob Sie sein Gedächtnis testen dürfen. Dann sagen Sie langsam und deutlich Buch, Haus, Blume (jedes Wort in etwa einer Sekunde).

Nachdem Sie alle 3 Worte gesagt haben, bitten Sie den Patienten, die Worte zu wiederholen. Diese erste Wiederholung bestimmt seine Punkteanzahl.

Buch ❑

Haus ❑

Blume ❑

Fahren Sie jedoch fort (bis zu 6 Wiederholungen), die 3 Worte zu sagen, bis er alle 3 Worte wiederholen kann.

(Anzahl der Versuche _____) Punkteanzahl (0 – 3) _____

Aufmerksamkeit und Rechnen

Bitten Sie den Patienten, bei 100 beginnend fortlaufend 7 abzuziehen. Hören Sie nach 5 Subtraktionen (93, 86, 79, 72, 65) auf. Bewerten Sie die Anzahl richtiger Subtraktionen.

❑ ❑ ❑ ❑ ❑ ❑

Oder

Wenn der Patient das Rechnen nicht ausführen will oder kann, bitten Sie ihn, das Wort »WOCHE« rückwärts zu buchstabieren. Die Punkteanzahl ergibt sich aus der Anzahl der Buchstaben in korrekter (also verkehrter) Reihenfolge.

E ❑
H ❑
C ❑
O ❑
W ❑

Punkteanzahl (0 – 5) _____

Gedächtnis Bitten Sie den Patienten, sich an die 3 Worte, die Sie ihm zuvor nannten, zu erinnern.	Buch Haus Blume	❑ ❑ ❑
	Punkteanzahl (0 – 3)	_____
Sprache		
Benennen: Zeigen Sie dem Patienten eine Armbanduhr bzw. einen Bleistift und fragen Sie ihn, was das sei.	Uhr Bleistift	❑ ❑
Wiederholung: Lassen Sie den Patienten wiederholen: »Keine Wenns, Unds oder Abers«	korrekte Wiederholung	❑
Dreistufenbefehl: Geben Sie dem Patienten ein glattes leeres Blatt Papier und sagen Sie: »Nehmen Sie das Blatt Papier in Ihre rechte Hand, falten Sie es halb und legen Sie es auf den Boden.«	nimmt es in die rechte Hand, faltet es halb und legt es auf den Boden	❑ ❑ ❑
Lesen: Lassen Sie den Patienten den in großer Druckschrift geschriebenen Text »Schließen Sie Ihre Augen« lesen und bitten Sie ihn, dem Geschriebenen Folge zu leisten. Eine Antwort ist nur richtig, wenn der Patient die Augen auch wirklich schließt.	Schließt die Augen	❑
Schreiben: Geben Sie dem Patienten ein leeres Blatt Papier und bitten Sie ihn, einen Satz zu schreiben. Dieser soll spontan geschrieben werden. Er muss ein Hauptwort und ein Zeitwort enthalten und sinnvoll sein. Die Rechtschreibung braucht nicht richtig zu sein.	Schreibt einen Satz	❑
	Sprachpunkteanzahl (max.8)	_____
Kopieren Zeigen Sie dem Patienten die Zeichnung mit den beiden sich überschneidenden Fünfecken und bitten Sie den Patienten, diese genau zu kopieren. Alle 10 Ecken müssen erkennbar sein und die Figuren müssen sich überschneiden. Verzitterung und Drehungen werden nicht beachtet.		
	Zeichnet richtig	❑
	Punkteanzahl (0 – 1)	_____
Zählen Sie die erreichten Punkte der Einzelaufgaben zusammen. **Die maximale Punkteanzahl in diesem Test beträgt 30.**		
	Gesamtpunkteanzahl	_____
Für die Entwicklung einer Demenz ist das gestörte Gedächtnis das wichtigste Symptom. Aus diesem Grund haben Fehler im Gedächtnistest eine besonders hohe Bedeutung für die Abschätzung des späteren Krankheitsverlaufes.		

Orientierung

Zu den Fragen 1 – 4

Bei den Fragen 1 – 4 müssen Datum, Jahreszahl und Wochentag genau stimmen. Der Patient darf Zweifel anmelden und seine Antwort korrigieren, ohne dass ihm dabei Hinweise gegeben werden.

Zur Frage 5

Die Frage nach der Jahreszeit wird oft zuerst mit dem Monat beantwortet. Es ist erlaubt, hier zu helfen, z. B. so: »Ja, August ist der Monat, aber welche Jahreszeit ist jetzt?« Nicht erlaubt sind Hilfen wie »Ist jetzt Frühling, Sommer, Herbst, Winter?«

Zwischen dem 20. und 23. der Monate März (Frühlingsbeginn), Juni (Sommerbeginn), September (Herbstbeginn) und Dezember (Winterbeginn) sind die jeweils benachbarten Jahreszeiten als richtig zu bewerten.

Zur Frage 6

Zur Beantwortung der Frage nach seinem Arzt darf der Patient keine Hinweise wie Anfangsbuchstaben oder Personenbeschreibung erhalten.

Zur Frage 7

Die Antwort auf die Frage nach dem Stockwerk muss zeigen, dass der Patient weiß, in welcher Höhe des Gebäudes er wohnt. Als richtig zu werten sind sowohl Ebenen- (»Mezzanin«) wie auch Stockwerksbezeichnungen (»7. Obergeschoß«).

Zur Frage 8

Straße, Hausnummer und Bezirk müssen richtig angegeben werden.

Zu den Fragen 9 – 10

Bei der Frage nach dem Land besteht öfter Unklarheit, ob Bundesland oder Land Österreich gemeint ist. Erlaubt ist hier zu helfen, z. B. mit dem Hinweis, »Ja, das ist das Bundesland, aber wie heißt das ganze Land?«

Kurzzeitgedächtnis

Bei wiederholter Vorgabe des Tests werden die Wörter BUCH, HAUS, BLUME ersetzt durch BALL, FAHNE, BAUM oder durch KIRCHE, SCHACHTEL, WIESE.

Subtrahieren

Die Anweisung soll lauten: »Und nun ziehen Sie bitte von 100 fortlaufend 7 ab, also 100 weniger 7, weniger 7, weniger 7 und so fort.«

Der Patient darf während des Kopfrechnens nicht erinnert werden, dass er die Zahl 7 abziehen muss! Bei falschem Wegzählen soll der Patient weiterrechnen. Gezählt wird die Anzahl richtiger von insgesamt 5 durchgeführten Subtraktionen. Depressive Menschen müssen vor diesem Test erst motiviert werden, lösen den Test dann jedoch mühelos.

»Rückwärts buchstabieren« sollte immer durchgeführt werden. Beim »Rückwärts-Buchstabieren« gilt die Buchstabenfolge E, CH, O, W als 4 Punkte, die Folge E, C, H, O, W und E, H, C, O, W als 5 Punkte.

Von den beiden Tests »Subtrahieren« und »Rückwärts-Buchstabieren« wird das jeweils bessere Resultat gewertet.

Gedächtnis

Der Patient darf bei dieser Aufgabe unter keinen Umständen Hinweise erhalten. Auch das Nennen eines Anfangsbuchstabens des ersten Wortes usw. ist unzulässig bzw. »danach einfallende Antworten« dürfen nicht als richtig gewertet werden.

Sprache

Benennen von Gegenständen: Als richtige Antwort gilt hier auch Uhr und Blei, nicht jedoch Armband, »zum Zeitablesen« bzw. Kugelschreiber, Füllfeder usw. Als Vorlage dient ein typischer langer Bleistift mit schwarzer Mine sowie die Armbanduhr des Untersuchers mit Zifferblatt (keine Digitaluhr!).

Wiederholung

Eine Störmöglichkeit des Wiederholungstests, auch bei sonst gesunden Menschen, ergibt sich aus Schwerhörigkeit. Der Satz »Keine Wenns, Unds oder Abers« muss exakt nachgesprochen werden!

Dreistufenbefehl:

Achtung: Zuerst müssen alle 3 Befehle vorgegeben werden, dann darf der Patient mit der Befehlsausführung beginnen. Nach dem Halbfalten des Papiers gilt das nochmalige Falten nicht als Fehler; hier darf der Faltakt unterbrochen werden. Hernach muss gewartet werden, ob dem Patienten von selbst auffällt, dass er noch einen weiteren Befehl auszuführen hat. Dem Patienten soll nicht gesagt werden, dass noch ein Befehl (das Papier auf den Boden zu legen) durchzuführen ist.

Lesen

Lassen Sie den in großer Druckschrift geschriebenen Text »Schließen Sie Ihre Augen« lesen und bitten Sie den Patienten, dem Geschriebenen Folge zu leisten. Eine Antwort ist nur richtig, wenn der Patient die Augen auch wirklich schließt.

Schreiben

Geben Sie dem Patienten ein leeres Blatt Papier und bitten Sie ihn, einen Satz zu schreiben. Dieser soll spontan niedergeschrieben werden. Er muss ein Hauptwort (z. B. Baum, Katze, Haus) und ein Zeitwort (z. B. wächst, springt, gebaut) enthalten und einen Sinn ergeben. Die Rechtschreibung muss nicht korrekt sein.

Kopieren

Zeigen Sie dem Patienten die Zeichnung mit den beiden sich überschneidenden Fünfecken und bitten Sie den Patienten, dies genau zu kopieren. Alle 10 Ecken müssen erkennbar sein und die Figuren müssen sich überschneiden. Zittern und Verdrehung werden ignoriert.

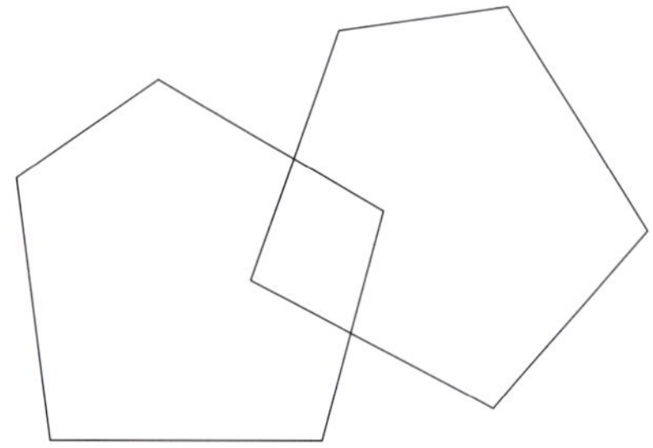

Die Interpretation der Ergebnisse soll gemeinsam mit Ihrem Arzt erfolgen.

Hachinski-Test

	Nein	Ja
Plötzlicher Beginn Eine plötzliche Verhaltensänderung (z. B. Verwirrtheit, Orientierungslosigkeit oder Verlust der Sprache), die möglicherweise nach einem Schlaganfall auftrat und nicht im Zusammenhang mit einer anderen Krankheit steht.	0	2
Schrittweise Verschlechterung Mindestens ein Ereignis, dem ein Verlust von Gedächtnisfunktionen folgte, mit unvollständiger Wiederherstellung des ursprünglichen Funktionszustandes.	0	1
Körperliche Beschwerden Wiederholte Klagen über körperliche Beschwerden, die ärztlich behandelt wurden und trotzdem ohne offenkundige Erklärung weiterbestanden.	0	1
Nichtbeherrschung von Gefühlen Unangemessenes Lachen oder Weinen.	0	1
Bekannter Bluthochdruck Bekannter Bluthochdruck oder erhöhte Blutdruckwerte mit Überschreiten des 1. Wertes von 170 oder des 2. Wertes von 100. In der gewohnten Umgebung sollte mindestens 2-mal gemessen werden.	0	1
Schlaganfälle in der Vorgeschichte Die ärztliche Untersuchung erbrachte die Diagnose eines Schlaganfalls oder die Vorgeschichte von Schlaganfällen.	0	2
Auffällige nervenärztliche Befunde Symptome, die im Allgemeinen mit örtlichen Funktionsausfällen des Gehirns in Zusammenhang gebracht werden: Unvermögen zu sprechen, einseitige Schwäche einer Körperhälfte, Zittern usw.	0	2
Nervenärztlich festgestellte »Herdsymptome« Krankhafte Reflexe (»Babinski«), Ausfälle des Gesichtsfeldes usw.	0	2

Gesamtpunkteanzahl
0 – 3 Demenz vom Alzheimertyp
4 – 12 Multiinfarktdemenz (= Demenz durch wiederholte Schlaganfälle)

Angehörigenbefragung – Alltagstauglichkeit

	Keine Probleme	Findet es schwierig, kommt aber allein zurecht	Braucht Hilfe	Abhängig von anderen
Finanzielle Angelegenheiten, Bezahlen von Rechnungen, Ausstellen von Schecks	0	1	2	3
Geschäftliche Angelegenheiten	0	1	2	3
Einkaufen von Produkten des persönlichen Bedarfs	0	1	2	3
Hobbys oder Spiele	0	1	2	3
Tee kochen, Wasserkocher ein- oder ausschalten	0	1	2	3
Eine ausgewogene Mahlzeit kochen	0	1	2	3
Wahrnehmung des Tagesgeschehens	0	1	2	3
Grad der Aufmerksamkeit und des Verständnisses: Bücher, Fernsehen	0	1	2	3
Gedächtnis: sich an Termine und die Einnahme von Medikamenten erinnern	0	1	2	3
Wegfahren: mit dem eigenen Auto oder öffentlichen Verkehrsmitteln	0	1	2	3

Gesamtpunkteanzahl:
Bis 9 oder weniger = Normal
10 oder mehr = Störung der Gedächtnisfunktion

Uhrentest

Der Patient soll eine Uhr zeichnen, die 11 Uhr 15 zeigt.

Bewertung	Punkte
Die Zahl 12 oben	3
Zwei Zeiger	2
12 Zahlen	2
Korrekte Zeit	2

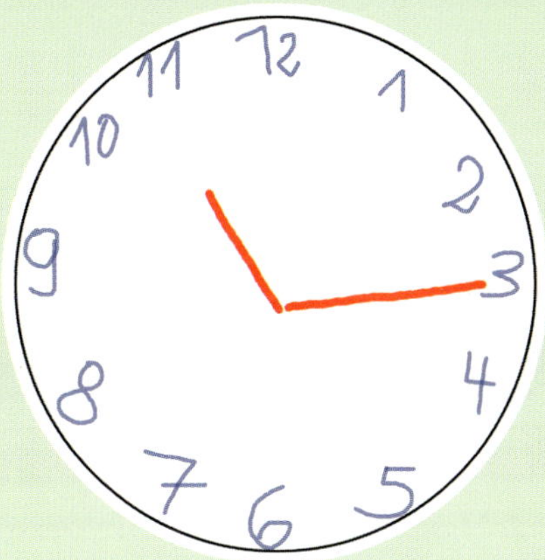

Ein Verdacht auf eine Störung der Gehirnfunktionen ergibt sich bei einer Punktezahl von 6 oder weniger.

Neben diesen Tests gibt es nahezu ein Dutzend weiterer Verfahren zur Prüfung der Gedächtnisleistung.

Förderung der Hirnaktivität

Ernährung

Es gibt zahlreiche spezielle Nahrungsbestandteile, die die Gehirnleistung steigern. Neben einer Konzentrationserhöhung kann die Gedächtnis- und Lernleistung positiv beeinflusst werden, aber auch das Abspeichern und das Abrufen von Informationen sowie die geistige Leistungsfähigkeit können mit der richtigen Nahrungsauswahl ganz entscheidend verbessert werden. Bereits leichte Unterversorgungen mit einzelnen Nährstoffen, Vitaminen oder Mineralstoffen reichen aus, um die Aktivität des Gehirns herabzusetzen.

Ernährung und Depression

Im Volksmund gibt es viele Beispiele, die zeigen, dass Lebensmittel glücklich oder lustig machen. So mache »sauer lustig«, »Bananen und Schokolade glücklich«. Der wissenschaftliche Beweis fehlt aber noch, wie viele Bananen nun tatsächlich glücklich machen. Untersucht wurden unterschiedlich zusammengesetzte Kostformen auf die Stimmung. Hierbei zeigte sich, dass eine kohlenhydratreiche Kost kombiniert mit reichlich Fisch langfristig ausgeglichener und fröhlicher macht. Durch den hohen Anteil an richtigen Kohlenhydraten reagiert man offensichtlich deutlich gelassener. Nachweislich wird sogar weniger Stresshormon Cortisol gebildet.

Schwere Depressionen sind auch durch eine noch so ausgewählte Ernährung nicht heilbar, weil die Wirkung der Nahrung auf das Gehirn zu schwach ist. Jedoch haben bereits viele Forschungen ergeben, dass eine richtige Ernährung vor allem vor schlechter Laune schützen und depressive Verstimmungen lindern kann.

Eine besondere Bedeutung bei der Entstehung von Depressionen und Ernährungsfaktoren haben die Omega-3-Fettsäuren (Fischöle) und die Folsäure:

- **Omega-3-Fettsäuren:**

Bei gesunden Personen konnte gezeigt werden, dass eine erhöhte Zufuhr von Omega-3-Fettsäuren mit der Nahrung den Serotoninspiegel erhöht und damit positiven Einfluss auf die Stimmung hat. Depressive Personen leiden an einem Mangel an Serotonin und haben auch häufig einen Mangel an Omega-3-Fettsäuren. In Ländern mit hohem Fischkonsum findet man viel seltener Depressionen und auch die Selbstmordraten sind dort entsprechend niedrig.

- **Folsäuremangel:**

Hohe Konzentrationen an Homozystein im Blut sind ein Risiko für Depressionen. Wie genau die Folsäure eine Entstehung von Depressionen verhindern kann, ist noch unklar. Es wird angenommen, dass die Folsäure an der Bildung von bestimmten Substanzen im Gehirn beteiligt ist. Fehlt sie, entstehen mentale Störungen und Depressionen. Ein Indikator für einen Folsäuremangel ist die Konzentration an Homozystein im Blut. Personen mit einer hohen Konzentration an diesen schädlichen Stoffen sind zweimal so häufig depressiv wie Personen mit niedriger Homozysteinkonzentration im Blut. Es konnte auch gezeigt werden, dass eine Gabe von Folsäure die Stimmungslage von Patienten mit Depressionen verbessert, aber auf keinen Fall heilt.

Ein Mangel am Botenstoff Serotonin spielt bei der Entstehung von Depressionen ebenfalls eine besondere Rolle. Bei Depressionen ist die Konzentration dieses Stimmungsmachers im Gehirn sehr niedrig. Hier können nicht nur Medikamente, sondern auch die Ernährung dafür sorgen, dass die Konzentration im Gehirn wieder ansteigt.

Das Serotonin in Lebensmitteln hat aber einen geringen Einfluss, da dieses die Blut-Hirn-Schranke nicht überwinden kann. Deshalb ist es erforderlich, die Vorstufe des Serotonins, den Eiweißbaustein Tryptophan aufzunehmen. Tryptophan ist in Käse, Milchprodukten, Erdnüssen, Linsen, Fisch, Haferflocken, Weizen, Reis und Fleisch enthalten. Der Transport von Tryptophan über die Blut-Hirn-Schranke kann durch zusätzliche Zufuhr von Kohlenhydraten noch erhöht werden.

Außerdem spielen noch einige Vitamine und Mineralstoffe eine wichtige Rolle, sowohl bei der Wirkung gegen Depressionen als auch als »Begleittherapie«. Eine ausreichende Zufuhr von Vitamin B_1, B_2, B_6 und B_{12} wirkt gegen depressive Verstimmungen. Diese Vitamine werden aber auch sehr erfolgreich unterstützend bei der Behandlung von Depressionen eingesetzt.

Weiters kann ein Mangel an Vitamin C, Pantothensäure, Biotin, Niacin, aber auch Kalzium, Magnesium und Zink zu Depressionen führen. Somit ist ersichtlich, dass schlechte Ernährungsgewohnheiten sehr wohl zur Entstehung von Depressionen beitragen können.

Depressionen können Nährstoffmängel aber wiederum weiter vergrößern, da sie sehr oft mit Appetitlosigkeit verbunden sind – ein sehr ungünstiger Kreislauf entsteht.

Sehr oft unbeachtet bleibt auch, dass Nahrungsmittelunverträglichkeiten zu Depressionen führen können. So weiß man, dass bei einer Fruchtzuckerunverträglichkeit sehr oft gleichzeitig eine depressive Verstimmung auftritt.

Der Grund dafür ist, dass die Vorstufe des Botenstoffes Serotonin, das Tryptophan, nicht ins Gehirn aufgenommen werden kann. Dadurch wird weniger Serotonin, das für die Stimmung verantwortlich ist, gebildet, was die Stimmung ganz beträchtlich drückt.

Förderlich wirken:

- **Die richtigen Kohlenhydrate:** Zusammengesetzte Kohlenhydrate aus Obst, Gemüse und Getreide liefern die richtige Energie für das Gehirn. Sie sorgen dafür, dass der Blutzuckerspiegel konstant bleibt und sowohl eine ungünstige Unter- als auch Überzuckerung ausbleibt.
- **Flüssigkeit:** Nur eine ausreichende Flüssigkeitsaufnahme gewährleistet den Nährstofftransport und so wiederum eine optimale Gehirnaktivität. Wasser, Mineralwasser, ungesüßte Früchte- und Kräutertees sollten deshalb über den Tag verteilt in ausreichender Menge und nicht erst bei Durst aufgenommen werden.

- **Eiweißbausteine:** die unerlässlichen Botenstoffe im Gehirn sind aus Eiweißbausteinen aufgebaut. Fehlen diese, kommt es zur Beeinträchtigung der Konzentration, der Gedächtnisleistung, man merkt sich vieles nicht so schnell und gut und Gelerntes kann viel schlechter abgerufen werden. Aus diesem Grund gehören pflanzliche Eiweißquellen wie Hülsenfrüchte, Getreide und Nüsse jeden Tag auf den Speiseplan. Ergänzend sollte man fettarme Milchprodukte und magere Fleischsorten konsumieren, genauso wie zweimal pro Woche Fisch.
- **Die richtigen Fette:** Positiv auf die Gehirnaktivität wirken sich auch die so genannten Fischöle, die langkettigen Omega-3-Fettsäuren aus. Sie sind Strukturbestandteile von Gehirnmembranen und unerlässlich für die Informationsübertragung. Fettreiche Seefische wie Lachs, Tunfisch, Makrele oder Hering gehören deshalb jede Woche auf den Tisch.
- **Vitamine:** Alle Vitamine sind auch für das Gehirn unerlässlich. Sie sorgen für die Aufrechterhaltung der Produktion der Botenstoffe sowie für die Energieverwertung. Viele schützen das Gehirn auch vor speziellen Schädigungen. Für die Gehirnleistung ist vor allem das Vitamin B_1 notwendig. Es ist wichtig für die Konzentration und die Gedächtnisleistung. Hauptlieferant ist Vollkorngetreide, das aus diesem Grund täglich gegessen werden sollte.
- **Mineralstoffe und Spurenelemente:** Genauso wie Vitamine sind auch sie für die optimale Gehirnfunktion unerlässlich. Eisen sorgt vor allem dafür, dass genügend Sauerstoff ins Gehirn transportiert wird – eine Grundvoraussetzung dafür, dass das Hirn Leistungen erbringen kann. Kalzium braucht man für die Informationsübertragung und damit für einen optimalen Lernerfolg. Magnesium spielt bei der Konzentrationsfähigkeit eine wichtige Rolle, Jod ist wichtig für die Lernleistung und Zink für die Informationsübertragung.

Das Spurenelement Zink greift in den Zellzyklus ein. Symptome eines Zinkmangels, die auch das Gehirn betreffen, sind in erster Linie ein Wachstumsstopp und Appetitverlust. Außerdem wird das Immunsystem beeinträchtigt und es kann zu Impotenz kommen. Zink soll vor oxidativen Schäden (freie Radikale) schützen.

Besonders viel Zink ist in Austern, Meeresfisch, Haferflocken, Weizenkeimen und Weizenkleie enthalten.

Besondere Schutzfunktion vor Demenzerkrankungen haben alle Antioxidantien. Dazu zählen Vitamin A, E und C, Carotinoide, Selen und die Pflanzenschutzstoffe Polyphenole, Phytoöstrogene, Sulfide, Protein-Inhibitoren und Phytinsäure. Diese Stoffe schützen das Gehirn vor freien Radikalen und verhindern so die Entstehung von oxidativem Stress, der ein besonderes Risiko für die Entstehung und den Verlauf von Alzheimer darstellt. Freie Radikale (= aggressive Sauerstoffverbindungen) entstehen als Stoffwechselprodukte permanent im Körper.

Diese aggressiven Verbindungen können durch Antioxidantien besonders schnell unschädlich gemacht werden. Durch Umweltbelastungen, Ernährungsfehler, körperlichen und seelischen Stress, aber auch durch Medikamente, Verletzungen und Entzündungen oder extreme sportliche Belastungen kann die Produktion von freien Radikalen besonders hoch sein und es bedarf dann einer hohen Konzentration an Schutzstoffen.

Fehlen diese oder sind zu wenig vorhanden, spricht man von oxidativem Stress, das heißt die Konzentration freier Radikale übersteigt die antioxidative Kapazität des Körpers. Grundsätzlich verbrauchen alle Neuronen im Gehirn sehr viel Sauerstoff. Damit besteht schon ein erhöhtes Risiko, dass viele freie Radikale entstehen, die durch Antioxidantien abgefangen werden müssen. Das Gewebe im Gehirn bei Alzheimer-Betroffenen ist durch die schädigenden Ablagerungen zusätzlich einem verstärkten Stress ausgesetzt.

Neben den Antioxidantien schützen auch noch Omega-3-Fettsäuren das Gehirn vor oxidativem Stress. Im Tierversuch hat sich gezeigt, dass sich bei Alzheimer-Patienten durch die typischen Proteinablagerungen der oxidative Stress im Gehirn verstärkt. Dadurch werden noch mehr Omega-3-Fettsäuren gebraucht, um das Gehirn zu schützen.

Das Gehirn ist das cholesterinreichste Organ überhaupt. Ein Zuviel an Cholesterin bewirkt aber, dass ein bestimmtes Enzym besonders aktiv wird. Dieses lässt viele gefährliche Eiweißbruchstücke entstehen, die sich im Gehirn ablagern können. Außerdem sind Omega-3-Fettsäuren im Gehirn unerlässlich für den Aufbau von Zellmembranen. Sie sind mitverantwortlich für die Informationsübertragung, Intelligenz, Konzentrationsfähigkeit und geistige Fitness. Wer bereits einmal pro Woche Fisch isst, hat ein um 60 % niedrigeres Risiko, eine Alzheimer-Krankheit zu entwickeln im Vergleich zu Personen, die selten oder nie Fisch essen.

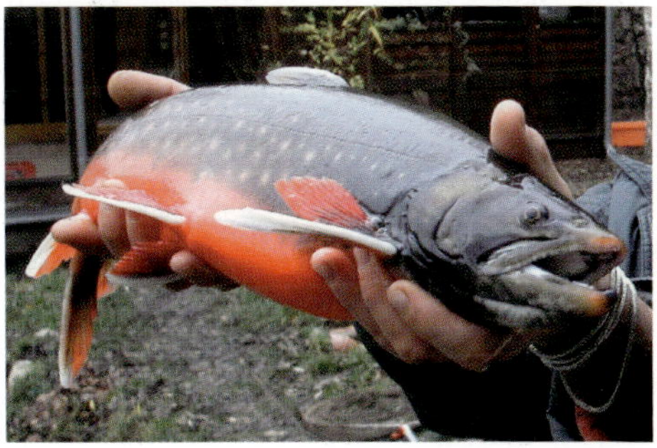

Besonders reich an den wertvollen Omega-3-Fettsäuren sind Fische aus dem eisigen Norden, die diese Fettsäuren zum Überleben brauchen. Der Alpenlachs ist z. B. ein Lachsfisch aus den Regionen des Polarkreises.

Die Fische werden in geschlossenen Naturteichanlagen gezogen. So zeichnet sich der »Kavalierlachs« (Unterart des lat. Salvelinus L.) dadurch aus, dass er bis zu einer Wassertemperatur knapp oberhalb des Gefrierpunktes Nahrung aufnimmt. Da er den ganzen Winter über gefüttert werden kann, hat er in den Sommer- und Wintermonaten eine gleich bleibende Fleischqualität.

Die besten Lebensmittel zum Schutz vor Demenzerkrankungen sind:

- **Fettreiche Seefische:** Durch ihren Gehalt an Omega-3-Fettsäuren sind sie unerlässlich in der Vorbeugung gegen Demenzen.
- **Obst und Gemüse, insbesondere »bunte Sorten«:** Je bunter, das heißt farbenprächtiger ein Stück Obst oder Gemüse ist, desto höher ist auch der Gehalt an Schutzstoffen.
- **Getreide:** In einigen Studien konnte gezeigt werden, dass neben dem regelmäßigen Fischkonsum auch das Essen von Getreideprodukten schützend wirkt.
- **Mandeln und Nüsse:** Sie schützen nicht nur vor Herz-Kreislauf-Erkrankungen, sondern auch vor Alzheimer. Hier wird vermutet, dass einerseits die günstige Fettsäurezusammensetzung, aber auch der hohe Gehalt an Vitamin E besonders schützt.

	Wirkung	Vorkommen
Omega-3-Fettsäuren	Schutz vor oxidativem Stress	Fette Seefische (Lachs, Tunfisch, Makrele), Alpenlachs
Vitamin E	Antioxidans, Schutz vor oxidativem Stress	Pflanzenöle (Weizenkeimöl, Oliven-, Sonnenblumen-, Maiskeimöl), Nüsse, Keimlinge von Getreide, langsam wachsende Pflanzen wie Karotten, Kraut, hellgrünes Gemüse
Vitamin C	Antioxidans, Schutz vor oxidativem Stress	Frisches Obst und Gemüse, Zitrusfrüchte, Hagebutten, Sanddorn, Petersilie, Schnittlauch, Brunnenkresse, Sauerkraut
Carotionoide	Antioxidantien, Schutz vor oxidativem Stress	Karotten, Spinat, Fenchel, Kohl, Marillen, Tomaten
Vitamin B_2		Vollkorn, Haferflocken, Weizenkeime, Sonnenblumenkerne, Hülsenfrüchte, Nüsse und Schweinefleisch
Vitamin B_6	Reduktion des Homozysteinspiegels	in allen tierischen und pflanzlichen Lebensmitteln, besonders aber in Hühner- und Schweinefleisch, Fisch, Gemüse, Kartoffeln, Vollkorngetreide
Vitamin B_{12}	Reduktion des Homozysteinspiegels	ausschließlich in tierischen Produkten: Leber, Fleisch, Fisch, Eier, Milch und fermentierte pflanzliche Produkte (Sauerkraut)
Folsäure	Reduktion des Homozysteinspiegels	Spinat, Salat, Spargel, Getreide, Tomaten, Gurken, Walnüsse
Selen		Fisch, Fleisch, Nüsse
Zink		Weizenkeime, Mohn, Sesam, Kürbiskerne, Fleisch, Eier, Milch, Käse, Fisch, Karotten, Vollkornbrot, Kartoffeln
Mangan		Nüsse, Vollkorngetreide, Hülsenfrüchte, grünes Blattgemüse, Mohn, schwarzer Tee
Polyphenole	Antioxidantien, Schutz vor oxidativem Stress	Trauben, Beeren, Zitrusfrüchte, Sellerie, Zwiebeln, Äpfel, Blattsalate, Kohl, Tomaten, Melanzani (Auberginen), Sojabohnen, Tofu, Vollkorngetreide, Samen, Nüsse, grüner und schwarzer Tee, Kakao
Phytoöstrogene	Antioxidantien, Schutz vor oxidativem Stress	Granatapfel, Rotklee, Vollkorngetreide, Hülsenfrüchte, Tofu, Sojamehl, Kohl, Leinsamen, Leinöl, Weizenkeimöl, Sojaöl
Protease-Inhibitoren	Antioxidantien, Schutz vor oxidativem Stress	Vollkorngetreide, Sojabohnen, Bohnen, Linsen
Sulfide	Antioxidantien, Schutz vor oxidativem Stress	Zwiebeln, Schalotten, Lauch, Schnittlauch, Knoblauch
Phytinsäure	Antioxidans, Schutz vor oxidativem Stress	Vollkorngetreide, Ölsaaten, Hülsenfrüchte

Tabelle: spezielle Schutzstoffe, die vor der Entstehung von Demenz-Erkrankungen schützen

Eine detaillierte Übersicht und Beschreibung findet sich im Buch: »Brainfood – Fit im Kopf durch richtige Ernährung«, erschienen im Kneipp-Verlag.

- **Grüner Tee:** Durch seinen Gehalt an Flavonoiden hemmt er im Gehirn bestimmte Enzyme, die den Botenstoff Acetylcholin zerstören können. Dieser Botenstoff ist bei der Alzheimerkrankheit verringert. Außerdem blockiert es noch zusätzlich ein Enzym (Butyrylcholinesterase), das in Gehirnen von Alzheimerpatienten gefunden wurde.
- **Curry:** Das enthaltene Curcumin sorgt dafür, dass die Gehirnzellen schützendes Eiweiß bilden.
- **Blaue Trauben:** Sie enthalten in der Schale den Farbstoff Resveratrol. Dieser Schutzstoff ist ein besonders hochwirksames Antioxidans.
- **Apfel:** unmittelbar unter der Schale liegt der Schutzstoff Quercetin, ein bedeutendes Antioxidans, das vor entzündlichen Prozessen schützt.

Hirnjogging

»Wer rastet, der rostet« – das gilt nicht nur für den Körper im Allgemeinen, sondern für das Gehirn im Besonderen.

Wie in diesem Buch bereits mehrfach erwähnt, führt eine längerfristige geistige Inaktivität zu einer Inaktivierung unserer grauen Zellen und so zu einer vorzeitigen »Altersvergesslichkeit«. Das ist mit Abstand die häufigste Ursache für leichte Gedächtnisstörungen im Alter.

Da es keine Wunderpille gegen den Verlust von Gehirnzellen bei deren Nichtverwendung gibt, ist die Erhaltung der Hirnfunktionen sowohl für die körperliche als auch für die geistige Fitness der wesentlichste Baustein.

Individuelles Training

Die nachfolgend angeführten Möglichkeiten sind ein allgemeiner Überblick aus neurologischer Sicht, um das Gehirn fit zu halten. Für welches Training Sie sich entscheiden, hängt alleine von Ihren Interessen und Vorlieben ab. Es ist nicht wesentlich, was und wie Sie trainieren, sondern dass Sie trainieren, und das vor allem regelmäßig und in verschiedenen Bereichen. Ein einseitiges Training, z. B. ausschließlich das Auflösen von Kreuzworträtseln, wird für das Gehirn Routine und stellt mit der Zeit keine Herausforderung mehr dar. Somit ist es für die Erhaltung des Gedächtnisses wenig geeignet. Kreuzworträtsel aufzulösen, aber genauso abwechselnd andere Hirnjogging-Trainingsarten durchzuführen, ist wiederum sehr hilfreich. Im Unterschied zu vielen körperlichen Trainingsarten ist Hirnjogging in den meisten Fällen kostenlos oder maximal mit einem sehr geringen Kostenaufwand verbunden. Das Schwierigste am Training ist die Eigenmotivation, welche oft eine Menge an Überwindung kostet.

Nun zu einigen Beispielen:

Training mit Nachrichten

Ein Thema aus den Nachrichten herauszunehmen und niederzuschreiben stellt eine einfache Trainingsmethode dar, unabhängig davon, ob Sie Nachrichten gehört, gelesen oder im Fernsehen wahrgenommen haben. Dazu eignen sich am besten Informationen aus der Zeitung, weil eventuell Vergessenes im Nachhinein gut nachgelesen werden kann. Wichtig dabei ist, dass wesentliche Eckdaten, z. B. Namen der betroffenen Person(en), Länder, erwähnte Hauptstädte oder Zahlen korrekt wiedergegeben werden und in weiterer Folge der gesamte Inhalt mit dem Text übereinstimmt. Die Dauer der Übung variiert zwischen 10 und maximal 20 Minuten und kann idealerweise – sofern Sie bereits im Ruhestand sind – am Vormittag, gleich nach dem Frühstück, durchgeführt werden. Besonders Interessierten empfiehlt man, nachmittags noch einmal die wesentlichen Daten aus Zeitungsabschnitten oder den Nachrichten zu wiederholen und zu vergleichen.

Arbeit mit dem Lexikon

Sie haben bei den Morgennachrichten oder beim Lesen der Zeitung ein für Sie interessantes Thema gefunden. Sie würden gerne mehr darüber wissen. Gehen Sie zum Bücherschrank, öffnen Sie ein Lexikon und lesen Sie über das Gebiet möglichst genau nach. Danach sollte dies wiederum in prägnanter Form schriftlich zusammengefasst werden und anschließend mit dem Lexikon bezüglich der wesentlichen Daten verglichen werden. Die Dauer der Übung beträgt ebenfalls nicht mehr als 20 – 30 Minuten und hat den Vorteil, dass das Wissensgebiet täglich ein wenig erweitert wird. Hierbei eignet es sich, dies am Nachmittag nochmals zu wiederholen, am besten in Gesprächen mit Bekannten, Freunden, Familie, oder nur für sich selbst noch einmal die Informationen zusammenzufassen.

Vorteil dieser Übung ist die tägliche Wissenserweiterung und die damit gewonnene Freude und erhöhte Selbstschätzung.

Fremdsprachen

Jeder von uns hatte irgendwann den Wunsch, eine neue Sprache zu erlernen. Durch eine Reihe von Ausreden, vor allem, man habe ja keine Zeit, bleibt es meistens beim Vorsatz, insbesondere beim Lesen der Speisekarte während des Urlaubes im fremden Land.

Da auch Pensionisten unter chronischem Zeitmangel leiden, kommt es zu diesem Zeitpunkt selten zum Erlernen einer Fremdsprache. Aus der Sicht der Gehirnfunktion eignet sich das Erlernen einer Sprache besonders gut, um verschiedene Funktionen des Gehirns anzuregen. Einerseits wird das Neuzeitgedächtnis durch das Erlernen von Vokabeln massiv angeregt. Andererseits ermöglicht das Lernen der Grammatik zahlreiche Denkvorgänge wie abstraktes Denken, Kombinationen u. a. zu fördern. Wesentlich, wie bei den anderen Übungen, ist allerdings die möglichst tägliche Durchführung des Lernens. Ein Zeitraum von 20 – 30 Minuten ist hierfür völlig ausreichend.

Gut wäre es auch, ein zweites Mal am Tag für maximal 5 Minuten die neuen Vokabeln zu wiederholen. Das Lernen kann durch den wöchentlichen Besuch eines Kurses ganz wesentlich erleichtert werden. Dies fördert einerseits die sozialen Kontakte und erhöht andererseits die Motivation zum Lernen.

Erlernen neuer Bereiche

Genauso wie das Interesse für Sprachen schlummert in den meisten Menschen auch der Wunsch, sich in anderen Bereichen wissensmäßig zu vertiefen. Gerade Themen wie Kunstgeschichte, Geschichte, Philosophie oder Psychologie sind häufig geäußerte Interessensgebiete. Eine ideale Gelegenheit, sich diesen Gebieten im Alter intensiv zu widmen, ist über die Belegung von Volkshochschul- und Abendkursen oder Universitätslehrgängen. Nicht selten gibt es Doktoranden jenseits des 7. oder 8. Lebensjahrzehntes. Es kommt hier definitiv zu einem höheren Wissenstand und vor allem zu einer besseren Gedächtnisleistung als bei vergleichbaren Gleichaltrigen.

Spezifisches Hirnjogging

Sollten Sie das Gefühl haben, dass die bisher angeführten Punkte für Sie zu allgemein und für Ihr Gehirn zu wenig spezifisch sind, so gibt es eine Reihe von spezifisch zusammengestellten Gedächtnisübungen von Neuropsychologen, Neurologen und Geriatern. Wir werden im Folgenden einige Beispiele auflisten und Sie danach auf weiterführende Literatur und Möglichkeiten verweisen.

Spezifisches Hirnleistungstraining

Neuropsychologen sowie eigens ausgebildete Gedächtnistrainer bieten immer wieder Kurse für Gedächtnistraining an. Wir haben häufig von unseren Patienten gehört, dass diese nicht belegt werden, da man sich ja geniert, weil die Gedächtnisfunktion nicht mehr ganz so gut ist.

Genau diese Tatsache sollte aber für alle die Motivation darstellen, den Kurs zu besuchen, und diese falsche Scheu sollte möglichst schnell abgebaut werden. Zweifelsohne ist das Kombinieren von zwei oder mehreren der bisher genannten Punkte und dem spezifischen Hirntraining möglich.

Auch die nachfolgenden Übungen sollen nach Möglichkeit einmal täglich, zumindest aber dreimal wöchentlich für mindestens 20 – 30 Minuten konzentriert durchgeführt werden. Nicht die Richtigkeit der Lösung, nicht die Schwierigkeit des Auflösens, sondern das Durchführen selbst ist ein wesentlicher Schritt zum Erfolg.

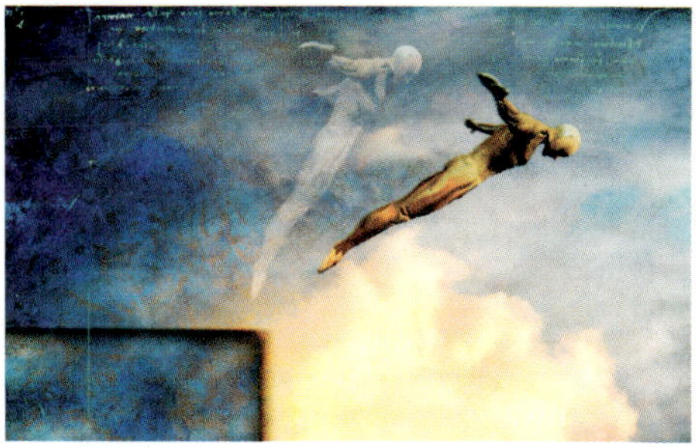

Merke

Hirnjogging

- Soll Spaß machen, individuell abgestimmt werden.
- Soll regelmäßig durchgeführt werden.
- Nicht auf den tatsächlichen Erfolg achten, sondern auf das Durchführen.
- Nicht in Selbstkritik verfallen, wenn Übungen nicht so gut gelingen.
- Ein positiver Trainingseffekt stellt sich immer erst nach längerem Üben – nach mehreren Wochen bis Monaten – ein.

Zusammenfassend stellt das Hirnjogging einen der wesentlichsten Faktoren zur Erhaltung der Hirnvitalität dar. Die regelmäßige Durchführung und ein abwechslungsreiches Trainingsprogramm sind für den Erfolg wichtig. Der Erfolg wird sich meist nach einigen Monaten einstellen und mit Sicherheit auch von Ihren Bekannten bemerkt werden. Zusätzlich kommt ein hoher Selbstwertschätzungsfaktor dazu.

Computerunterstütztes Gedächtnistraining

Weiters wurden computerunterstützte Gedächtnisprogramme entwickelt, welche ein sehr gezieltes Gedächtnistraining, sowohl zur Vorbeugung von Gedächtnisstörungen als auch bei bestehender Demenz ermöglichen (siehe Seite 109 ff.).

Übungen zur geistigen Fitness im Alter

Die folgenden Übungen sollen Ihnen dabei helfen, die geistige Fitness zu erhalten bzw. leichte Probleme wieder zu beheben. Sollten Sie bei der Lösung der Übungen starke Probleme haben, lassen Sie diese von einem Arzt oder Psychologen abklären. Nehmen Sie sich ausreichend Zeit! Sie können die Übungen öfters machen und müssen nicht alles gleichzeitig schaffen.

1) Konzentration

Bei dieser Übung können Sie Ihre Konzentrationsfähigkeit trainieren. Vergleichen Sie die beiden unteren Felder und finden Sie die Unterschiede heraus. Kreuzen Sie diese immer im rechten Feld an. Insgesamt gibt es 35 Unterschiede.

2	4	3	6	8	0	5	7	9	3	7	2	3	5
7	2	8	9	4	1	4	2	5	7	6	8	9	3
4	5	6	8	2	1	0	9	5	6	7	8	4	2
3	6	7	8	3	2	3	1	2	5	3	7	9	0
2	5	6	2	8	9	3	4	8	7	5	6	2	9
4	7	1	9	3	5	2	7	4	7	2	4	6	8
9	3	6	2	4	8	4	8	2	0	2	5	1	6
0	2	5	3	6	8	2	4	8	5	6	3	1	2
4	6	8	0	3	4	6	8	9	0	2	5	1	3

2	5	3	6	8	0	5	8	9	3	7	3	3	5
7	2	8	6	4	1	4	8	5	7	6	8	9	3
5	5	6	8	2	1	7	9	5	7	6	8	4	2
3	6	7	9	3	4	3	1	2	7	3	7	9	8
6	5	6	2	9	8	3	4	8	1	5	6	6	9
4	8	1	9	8	5	2	3	4	7	2	9	6	8
6	3	9	1	4	8	9	8	7	0	2	5	1	8
0	2	7	3	6	8	2	9	8	5	6	8	1	2
4	6	9	8	3	5	6	8	9	0	0	5	1	2

Verbinden Sie immer die drei Zahlen, die in aufsteigender oder absteigender Reihe ohne fehlende Zahl sind (z. B. 2-3-4). Sie können senkrecht, waagrecht, diagonal oder um die Ecke angeordnet sein.

2-	3-	4	6	7	0	5	7	9	3	7	2	3	5	7	2	8	9	8	1	2	5	7	6	8
9	3	4	5	6	8	2	1	0	3	5	6	7	8	4	2	3	6	7	8	3	2	3	4	2
5	3	7	9	0	2	5	6	2	8	9	3	4	8	7	5	6	2	9	4	7	1	9	3	5
2	7	5	6	2	4	6	8	9	3	4	2	4	8	4	8	2	6	3	5	7	6	7	2	4
3	6	5	2	4	8	5	6	3	1	2	4	6	7	8	3	4	6	8	9	0	7	5	1	3
5	3	4	2	6	7	9	3	4	5	7	1	0	6	3	4	2	5	8	7	5	6	4	2	3
4	5	6	8	4	4	1	3	2	5	3	4	7	6	8	9	0	7	5	4	3	2	3	5	6
8	9	0	2	3	4	5	5	2	3	7	8	9	3	2	6	8	5	3	2	3	7	9	7	7

2) Kurzzeitgedächtnis

Prägen Sie sich jede der folgenden Figuren für etwa 30 Sekunden ein und versuchen Sie dann, diese aus dem Gedächtnis aufzuzeichnen. Beginnen Sie bei Figur a) und setzen Sie erst fort, wenn Sie die jeweilige Aufgabe gelöst haben.

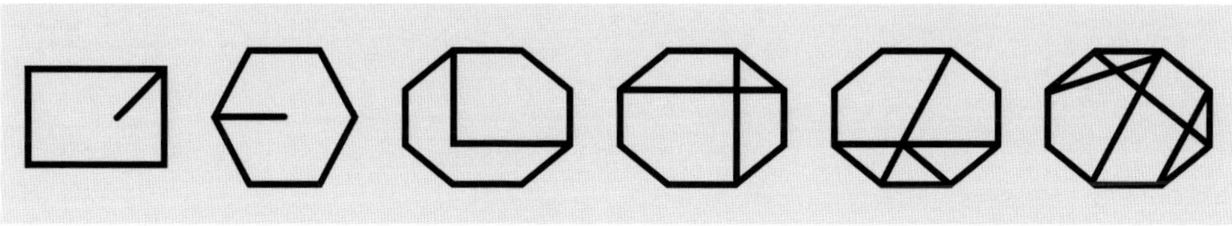

a.) b.) c.) d.) e.) f.)

Prägen Sie sich jeweils ein Kästchen mit den darin befindlichen Figuren gut ein und zeichnen Sie diese auf ein leeres Blatt.

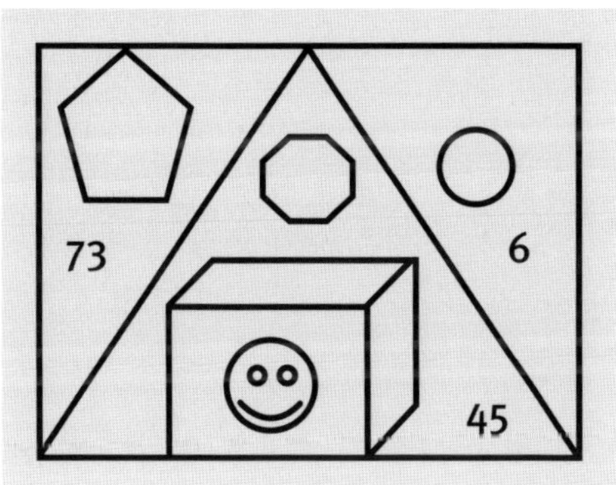

g.)

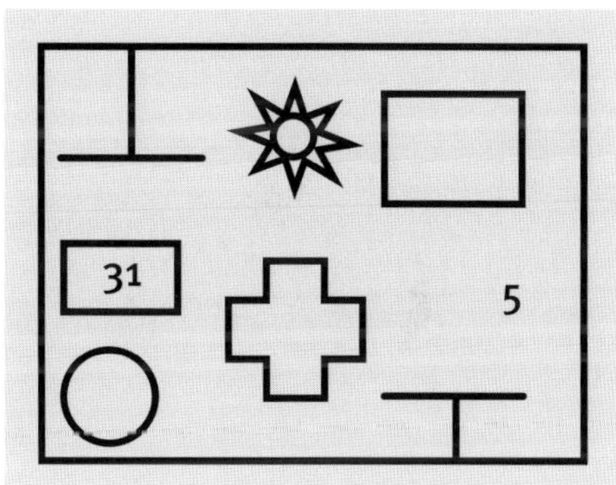

h.)

3) Mittelfristiges Gedächtnis – Einprägen

Betrachten Sie nun nochmals alle Figuren der vorhergehenden Gedächtnisübung und prägen Sie sich diese möglichst gut ein. Machen Sie anschließend die Übungen 4 – 7.

4) Psychomotorik

Bei den folgenden Übungen geht es darum, die geistige Umstellbarkeit und die Koordination von Auge und Hand zu trainieren. Versuchen Sie folgende Übungen mit Ihren Fingern zu machen.

a) Tippen Sie kurz mit dem Daumen der rechten Hand auf die anderen Finger der gleichen Hand und dann wieder zurück. Machen Sie anschließend dasselbe mit der linken Hand.

b) Legen Sie die linke Hand flach auf und berühren Sie die einzelnen Finger möglichst rasch mit dem Daumen, dem Zeigefinger, dem Ringfinger, dem Mittelfinger und dem kleinen Finger der rechten Hand. Machen Sie diese Übung nun mit der anderen Hand.

c) Tippen Sie nun kurz mit dem Daumen der rechten Hand in die Zwischenräume der linken, ohne die Finger zu berühren. Machen Sie diese Übung mit jedem Finger. Wiederholen Sie es dann mit der anderen Hand.

5) Rechenfähigkeit

a) Zählen Sie immer jene Zahlen zusammen, die links vom leeren Kästchen stehen. Schreiben Sie die Lösung in einer Farbe in diese Kästchen.

b) Addieren Sie nun die farbigen Zahlen jeder Reihe und schreiben Sie die Lösung in das Kästchen rechts, zum Schluss addieren Sie die rechten Kästchen.

2 4	☐	4 3	☐	7 3	☐	3 5	☐	3 8	☐	9 4	☐	7 6	☐	8 9	☐
8 2 6	☐	6 7 8	☐	7 6 7	☐	9 4 8	☐	3 9 5	☐	9 9 6	☐				
5 6 2 4	☐	8 9 3 5	☐	8 4 7 9	☐	2 7 1 6	☐	4 7 1 9	☐						
3 5 2 7	☐	4 7 8 4	☐	6 8 9 3	☐	4 8 2 9	☐	7 8 5 8	☐						
5 3 6 8 7	☐	6 9 5 9 3	☐	4 6 8 5 3	☐	7 6 8 9 4	☐								

6) Mittelfristiges Gedächtnis – Abrufen

Zeichnen Sie nun die Figuren a bis f der Übung 2 nochmals aus dem Gedächtnis. Falls Sie sich nicht alle Figuren gemerkt haben, ist das kein Problem. Versuchen Sie es einfach nochmals.

7) Mittelfristiges Gedächtnis – Einprägen/Abrufen

Betrachten Sie nun nochmals das Kästchen g oder h aus der Übung 2 und prägen Sie sich die Details möglichst gut ein. Machen Sie anschließend die Übungen weiter bzw. eine Pause von einigen Minuten. Zeichnen Sie dann eine Figur aus dem Gedächtnis nach.

8) Visumotorik

Bei den folgenden Übungen geht es darum, die geistige Umstellbarkeit und die Koordination von Auge und Hand zu trainieren. Zeichnen Sie folgende Figuren seitenverkehrt (gespiegelt) auf ein leeres Blatt.

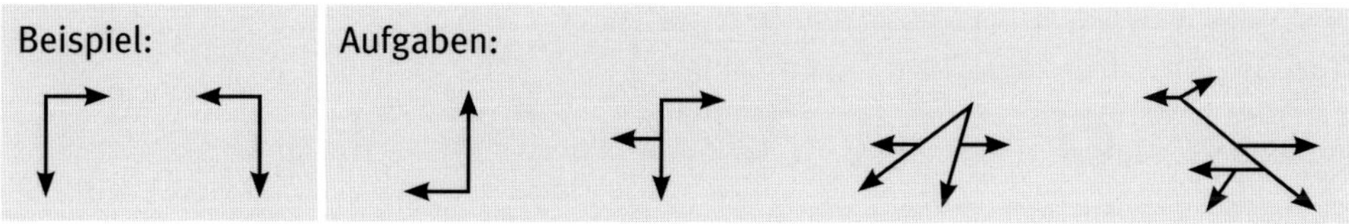

9) Logisches Denken/Rechenfähigkeit

Fügen Sie die folgenden Zahlen so in das Dreieck ein, dass die Ziffernsumme möglichst nahe bei 99 ist, diese aber auch nicht überschreitet, und verwenden Sie nur die angegebenen Zahlen.

99, 57, 25, 19, 27, 17, 1, 86, 13, 35, 44, 28, 11, 9, 36, 16, 8, 21, 15, 24, 3

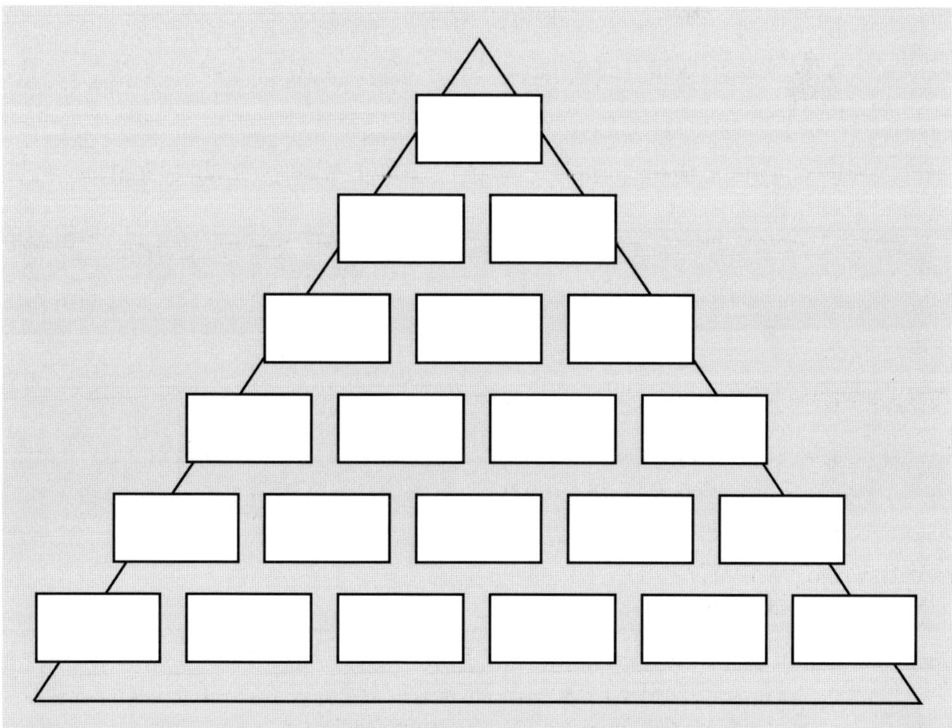

Lifestyle

Der moderne Begriff »Lifestyle« ist am besten mit »Lebensordnung« zu übersetzen. Diese ist bereits von Sebastian Kneipp als eine der wesentlichen Säulen zur Wiedererlangung und zur Erhaltung der Gesundheit, also sowohl zur Heilung als auch zur Prävention von Erkrankungen beschrieben worden. Das zeigt, dass ein »schlechter« oder ungesunder Lebenswandel nicht erst in den letzten Jahren aktuell wurde, sondern ein Thema so alt wie die Menschheit ist.

Häufig wird ein gesunder Lebensstil, also eine gesundheitserhaltende Lebensordnung, gleichgesetzt mit Verzicht, Enthaltsamkeit und Ähnlichem. Das soll hiermit aber keinesfalls gemeint sein. Es geht vielmehr darum, dass bestimmte Lebensmuster tatsächlich gesundheitsschädigend sind. In Bezug auf den bestmöglichen Erhalt bzw. das Erlangen geistiger Fitness und Vitalität ist vor allem auf die Förderung des Gehirns einerseits und das Meiden schädigender Mechanismen für das Gehirn andererseits zu achten.

Lebensstilmaßnahmen zur Förderung des Gehirns

Jede Form von Monotonie in unserem Leben ist für die Vitalität des Gehirns ungünstig. Dementsprechend sollte auch auf eine abwechslungsreiche und herausfordernde Freizeitgestaltung geachtet werden. Zunächst ist es wesentlich, sich genügend Zeit für Entspannung, Erholung und Regeneration einzuteilen. Vielfach wird ein erfolgreicher beruflicher Alltag durch einen 10- bis 14-Stunden-Arbeitstag definiert. Zweifelsohne sind einzelne Tage ohne wirkliche Regeneration nicht zu vermeiden. Gerade in solchen Fällen, aber auch prinzipiell, ist auf die körperliche und geistige Regeneration unbedingt zu achten. Je erfolgreicher und arbeitsreicher Ihr Leben ist, desto mehr ist auf Pausenzeiten Wert zu legen. Nicht umsonst wurden in zahlreichen wirtschaftlich erfolgreichen Ländern wie in Japan kurze Erholungspausen in den Arbeitstag eingebaut. Diese können sowohl durch Entspannungstechniken wie Meditation oder Yoga als auch durch einen kurzen Mittagsschlaf gestaltet werden.

Für Personen, die im Ruhestand sind, gilt es ausreichend geistige Aktivität anzustreben. Wie beim Hirnjogging dargestellt, ist die geistige Aktivität der wesentlichste Baustein zur Erhaltung der Vitalität des Gehirns. Dementsprechend sollte jeden Tag neben den spezifischen Gedächtnis- und Hirnübungen vor allem auch ein abwechslungsreiches Programm geplant werden. Starre Tagesrhythmen mit wenig abwechslungsreichen Tätigkeiten führen zwangsweise zu einer geistigen Minderaktivierung.

Dementsprechend ist trotz aller Alltagsverpflichtungen darauf zu achten, sich immer wieder neuen Herausforderungen und geistigen Aktivitäten zu stellen. Dies kann neben dem Lesen von Büchern, neben dem Besuch von Museen und Ausstellungen auch

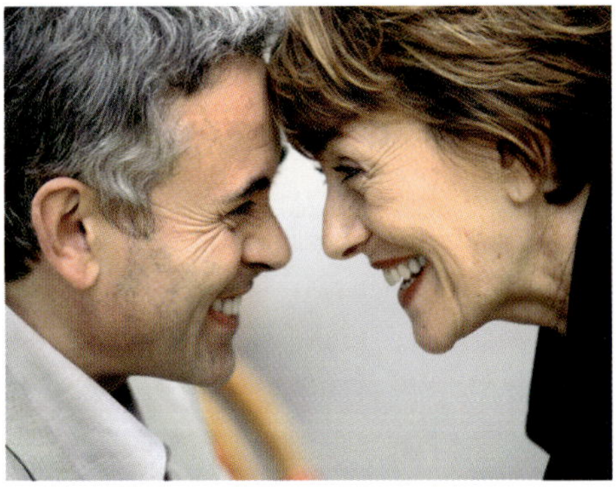

der Besuch von Diskussionsrunden, kulturellen Veranstaltungen, Reiseveranstaltungen und vieles mehr sein. Es gibt für jeden dieser Punkte jede Menge Ausreden, dies nicht durchzuführen und so den inneren Schweinehund siegen zu lassen. Sollten Sie einmal einen Rhythmus gefunden haben und sich mit zahlreichen unterschiedlichen sozialen und geistigen Aktivitäten beschäftigen, so werden Sie neben dem enormen Genussfaktor auch den gesundheitsfördernden Effekt für ihr Gehirn und ihr Gedächtnis bemerken.

Ein eigens von den Autoren entwickeltes »4G-Programm« beinhaltet ein Konzept, welches die Faktoren Gesundheit, Gehirn, Glück und Genuss in den Mittelpunkt stellt.

Vermeiden von schädigenden Einflüssen

Zahlreiche im Kapitel »Was beeinträchtigt die Gehirnleistung?« beschriebene Faktoren wie ungesunde Ernährung, übermäßiger Alkoholmissbrauch, Nikotinmissbrauch, Schlafstörungen usw. führen zu einem Untergang der Gehirnzellen. Dies zu vermeiden ist bereits mehrfach betont worden. Da das Wissen über die schädigenden Faktoren bekannt ist, die Umsetzung der Umstellung bestimmter Lebensgewohnheiten aber für viele Personen extrem schwierig ist, muss dringend angeraten werden, durchaus auch professionelle ärztliche und/oder psychologische Hilfe in Anspruch zu nehmen. Dies betrifft sowohl Essgewohnheiten als auch Suchtverhalten sowie Schlafstörungen und ungelöste seelische Konflikte. Eine grundlegende Bearbeitung dieser Problematik mit professioneller Hilfe ist oft die einzige effektive Möglichkeit, langfristig angewöhnte schädigende Mechanismen aus seinem Leben zu verbannen. Die kurzfristigen Kosten für spezifische ärztliche Therapien, psychologische Behandlungen oder Erlernen von Entspannungsmethoden rechnen sich langfristig auch wirtschaftlich.

Merke

Lifestyle – Lebensstil – Lebensordnung

- abwechslungsreiche geistige Aktivitäten einbauen
- unterschiedliche Interessen fördern
- soziale Kontakte pflegen
- in beruflich schwierigen Phasen für genügend Pausen- und Regenerationszeiten sorgen
- schädigende Mechanismen vermeiden
- professionelle ärztliche und psychologische Hilfe suchen

Lebensstiländerungen sind meist ein einmaliger größerer Einschnitt in eingesessene Lebensgewohnheiten. Eine erfolgreiche Umstellung führt aber zu einem langfristigen Erfolg in vielen Bereichen.

Seelisches Wohlbefinden

Zweifelsohne ist eine gute Hirnfunktion nur in einem seelisch ausgeglichenen Körper möglich. Das seelische Wohlbefinden wird in unserem Leben vielfach durch äußere Einflüsse, aber auch innere Zwänge gefährdet und aus dem Gleichgewicht gebracht. Es bedarf einer ständigen Beschäftigung und Arbeit an sich selbst, um dieses wieder in ein positives Gleichgewicht zu bringen. Nur die Auseinandersetzung mit der eigenen Persönlichkeit, den eigenen Lebensumständen und die aktiven Schritte zur Förderung des subjektiven Wohlbefindens lassen eine glückliche innere Grundstimmung aufkommen.

Pflanzliche Substanzen*

Zahlreiche pflanzliche Substanzen können nachweislich die Gehirnfunktion verbessern.

Pflanzen mit Wirkung auf die Hirngefäße

- Ginkgo
- Ginseng
- Kleines Immergrün
- Mistel
- Rosmarin
- Weißdorn
- Arnika

Pflanzen mit Anti-Aging-Wirkung

- Knoblauch
- Bärlauch
- Yamswurzel
- Reishi

Pflanzen mit heilsamer Drogenwirkung

- Meerzwiebel
- Maiglöckchen
- Digitalis

Pflanzen mit anregender Wirkung

- Grüner Tee
- Waldmeister

Pflanzen mit antidepressiver Wirkung

- Johanniskraut

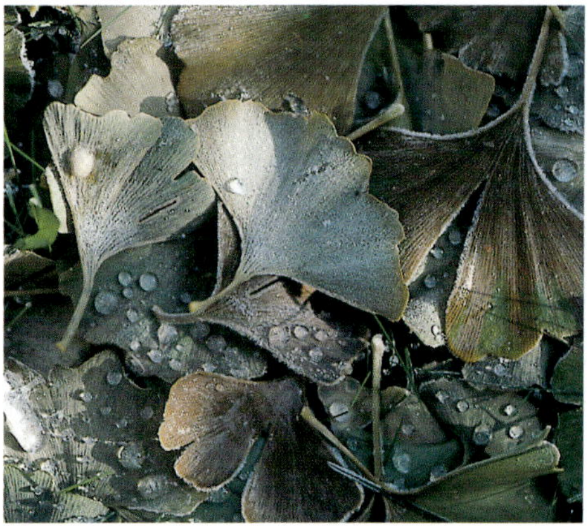

Ginkgo

Diese Urpflanze, der Lieblingsbaum Goethes, seit 1730 auch bei uns heimisch, ist schon seit über 5000 Jahren in der TCM (Traditionellen Chinesischen Medizin) ein wichtiger Bestandteil der Behandlung aller möglichen Krankheiten, vor allem die Samen wurden verwendet.

In unseren Breiten wurde Ginkgo biloba durch seine Blätter (wissenschaftlich gesehen eigentlich Nadeln, die sich im Laufe der Zeit auseinander gerollt haben) wichtig, die eine besonders durchblutungsfördernde Wirkung haben. Schon in der Volksmedizin wurde Blätterbrei auf Frostbeulen aufgelegt, die moderne Forschung ging aber noch einen Schritt weiter: Sie entdeckte vor fast hundert Jahren Flavonoide und Terpene in Gingko-Extrakten und erkannte die positiven Einflüsse auf die Gefäße. Mit verfeinerten Untersuchungsmethoden gelang in den letzten Jahren der endgültige Beweis der Durchblutungssteigerung.

Hauptwirkung:

- durchblutungsfördernd

* Elisabeth Hewson
Prof. Mag. pharm. Bernd Milenkovics

Bis hin zu den kleinen Endgefäßen und noch kleineren Haargefäßen fördert Ginkgo den Transport wichtiger Nährstoffe zu den Zellen, was gerade im Gehirn eine Grundvoraussetzung für das richtige Funktionieren aller an einem Gedanken, an der Erinnerung beteiligten Areale bedeutet. So können Glukose und wichtige Enzyme das Kurzzeitgedächtnis, die Konzentrationsbereitschaft und das allgemeine Leistungstempo anregen und deutlich steigern.

Wichtig ist bei der Einnahme von Ginkgo, dass diese über einen längeren Zeitraum regelmäßig geschieht. Zwar sind die ersten positiven Wirkungen – vor allem bei deutlichen Leistungsschwächen – schon nach drei Wochen zu merken, aber die Normalisierung der Fließeigenschaften des Blutes und damit die optimale Versorgung der Hirnzellen ist erst nach etwa 90 Tagen erreicht.

Ginkgo-Extrakte aus den Blättern gibt es als Tropfen, Dragees oder Injektionen.

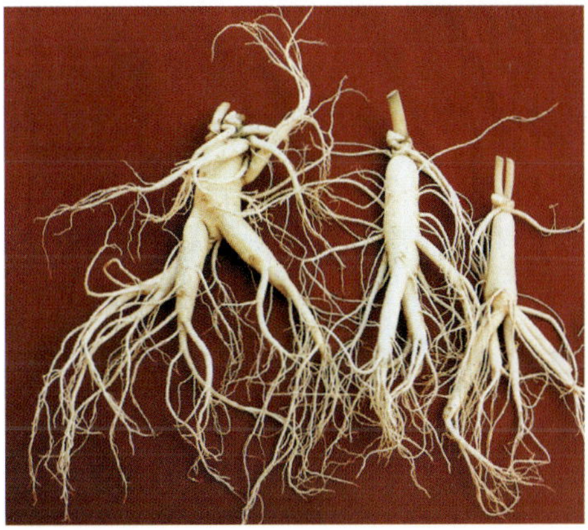

Ginseng

Als eines der »Zaubermittel« der Asiaten, als »königliches Kraut« bezeichnet, hat die Ginseng-Wurzel noch heute den Nimbus des geheimnisvollen Extraktes für »Ewiges Leben« und »Immerwährende Jugend«. Sie wurde (und wird teilweise noch heute, je nach Sorte und Wuchs) in Gold aufgewogen, und erst spät schaffte man es, sie in Gärten zu ziehen. Davor schickten chinesische Kaiser Expeditionen in undurchdringliche Wälder, um genug davon zu anzuhäufen, und sie erklärten jede gefundene Ginseng-Wurzel zu ihrem persönlichen Eigentum.

Obwohl mit viel Mystik beladen, hat der Westen schon bald die Wurzel dieser ostasiatischen, rot blühenden Staudenpflanze als wichtiges Pharmazeutikum anerkannt. Wie die in der Wurzel enthaltenen so genannten Ginsenoide (wurzeleigene Glykoide) das Nervensystem, den Blutzuckerspiegel und Stressreaktionen allerdings genau beeinflussen, konnte erst die moderne Medizin

Hauptwirkung:

- Förderung des Zellstoffwechsels

nachweisen. So fördert Ginseng den Zellstoffwechsel und damit die Belastungsfähigkeit im körperlichen und im geistigen Bereich, vor allem bei nicht mehr ganz jungen Testpersonen: Reaktionsvermögen, Lungenfunktion und Erholungsfähigkeit verbesserten sich enorm, ebenso wie Blutdruck und Hirndurchblutung. Die Probanden schliefen viel besser, die Konzentrations- und Merkfähigkeit wurde deutlich höher, die geistige und körperliche Energie ebenfalls.

Eine richtig dosierte Verarbeitung war erst vor einigen Jahren, nach der Entdeckung der Chromatographie, möglich. Sie erlaubt eine genaue Bewertung der einzelnen Pflanzenbestandteile, die unterschiedliche Mengen an Ginsenoiden enthalten. In diesem Fall war das nicht besonders dramatisch, denn Ginseng hat keinerlei unerwünschte Nebenwirkungen – was manche Mediziner noch misstrauischer werden ließ, herrscht doch allgemein die Überzeugung, dass ein Mittel ohne Nebenwirkungen wirkungslos ist. Aber man kann dadurch die kostbare Wurzel optimal verarbeiten, und so sind Ginseng-Präparate einigermaßen erschwinglich.

Ginsengwurzel, bestehend aus den getrockneten Haupt-, Neben- und Haarwurzeln von Panax ginseng, gibt es fertig dosiert als Dragees, Kapseln, flüssiges Tonikum, aber auch als Pulver für Teeaufgüsse. Die Wirkung wird oft bereits nach drei Wochen spürbar, meist nach sechs Wochen regelmäßiger Einnahme.

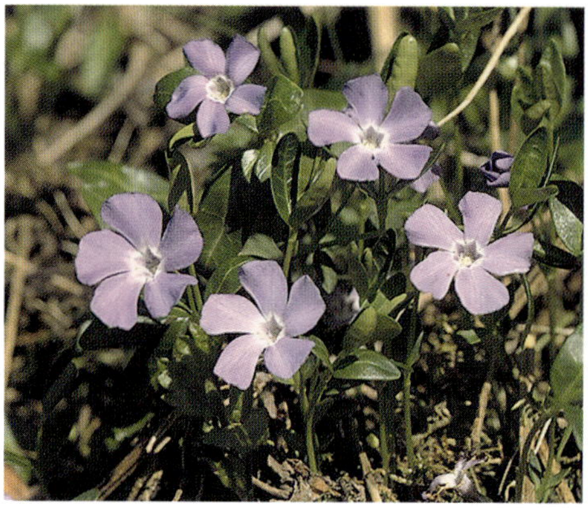

Kleines Immergrün

Das bescheidene, am Boden dahinwachsende Immergrün, korrekt »Kleines Immergrün« (Vinca minor) genannt, enthält in den Blättern einige phantastische medizinische Wirkstoffe. Besonders wirksam ist das Vincamin (vom lateinischen vincere = besiegen), das früher als Sieger über Kopfschmerz und Schwindel beschrieben wurde. Es soll außerdem die Sehfähigkeit verbessert und Milchstauungen der Brust vermindert haben. Auch magenstärkende und verdauungsfördernde, entzündungshemmende und blutdrucksenkende Wirkungen wurden ihm nachgesagt.

Doch in der modernen Medizin wird diese Wiesenpflanze überhaupt nicht mehr als Phytopharmakon eingesetzt, also mit allen ihren Wirkstoffen, sondern es wird nur noch das Vincamin, ein Hauptalkaloid, extrahiert.

Man verwendet den Extrakt vor allem bei Gefäßerkrankungen, bei denen es zu Einschränkungen bei der Blutversorgung des Gehirns kommt. Von diesen zerebralen

Hauptwirkung:

- Förderung der Blutversorgung des Gehirns

Durchblutungsstörungen, die Schwindel, Gedächtnisverlust und andere Gehirnleistungsstörungen hervorrufen, sind meist ältere Menschen betroffen.

Immergrün-Extrakt verbessert die Sauerstoff- und Glukoseversorgung des Gehirns und beugt Altersdemenz vor. In der Homöopathie als Vinca minor HAB 1 bei nässendem Ekzem und Schleimhautblutungen sowie bei Gerinnungsstörungen angewandt, werden die frischen, oberirdischen Teile blühender Pflanzen mit anhängenden, faserigen Wurzeln verwendet.

Immergrün gibt es als Tabletten, Dragees, Kapseln, Tropfen und sogar als Infusionszubereitung. Da aber Nebenwirkungen (wie eine Verminderung der Leukozyten und Lymphozyten im Blut) möglich sind, sollte man vor einer solchen Kur (empfohlene Dauer: sechs Wochen) mit einem Arzt sprechen.

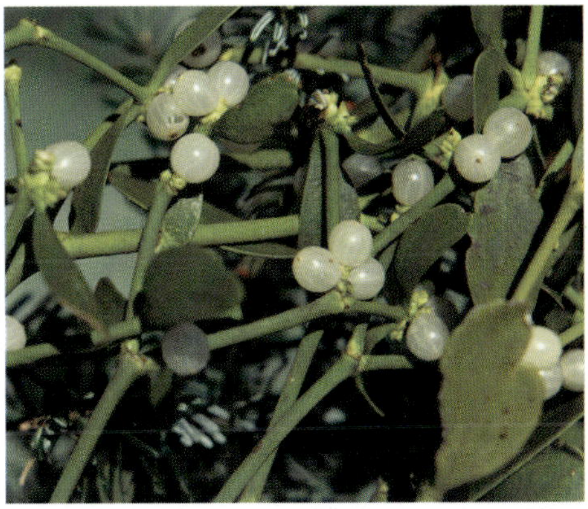

Mistel

Auch diese immergrüne Pflanze, eine Schmarotzerpflanze, die auf Laubbäumen wächst und ihre Nährstoffe mit Senkwurzeln, die sie durch Rinde und Holz bohrt, aus den Bäumen saugt, hat eine mystische und zauberhafte Geschichte. Begonnen hat die »Karriere« der Mistel, von der es etwa 65 Arten gibt, bereits 500 v. Chr.

Die Römer wandten sie bei Fallsucht an, Hildegard von Bingen setzte Mistelsud gegen Erfrierungen ein, sie wurde als Gegenzauber bei Epilepsie verwendet und Epileptiker trugen einen Mistelzweig bei sich, um nicht zur Erde zu fallen – wie ja auch die Mistel hoch oben im Baum nie zur Erde fällt.

Zur Senkung des Blutdrucks, zur Linderung arteriosklerotischer Beschwerden, bei verringerter Herzschlagfrequenz, Arthritis, Konzentrationsstörungen und Ohrensausen wird die Mistel mit ihren Wirkstoffen, den Lektinen, Viscotoxin, Cholin und Acetylcholin

Hauptwirkungen:

- blutdruckregulierend
- krebshemmend

eingesetzt. Schon der Kräuterpfarrer Sebastian Kneipp verwendete die Mistel zum Blutstillen.

In der anthroposophischen Medizin, die sich als geisteswissenschaftliche Ergänzung zur Schulmedizin sieht und auf Rudolf Steiner (1861 – 1925) zurückgeht, wurde die Mistel erstmals in der Tumortherapie verwendet, um die Harmonie im Körper wiederherzustellen und die Fehlbildung, die ein Tumor bedeutet, auszumerzen. Auch die Schulmedizin empfiehlt Mistelpräparate zunehmend als Begleittherapie bei Krebsbehandlungen.

Die Mistel unterstützt jedenfalls erwiesenermaßen die Herzmuskulatur, hat dadurch eine durchblutungsfördernde Wirkung, die auch dem Hirn zugute kommt, und verbessert die Gefäßelastizität. Auf keinen Fall darf man aber selbst mit Misteln experimentieren, da sie bei Überdosierung äußerst giftig sind und zu Lähmungserscheinungen führen können. Die direkt aus Mistelpflanzen gepressten Tropfen, Kapseln oder Infusionen sollte man nur nach ärztlicher Anweisung nehmen.

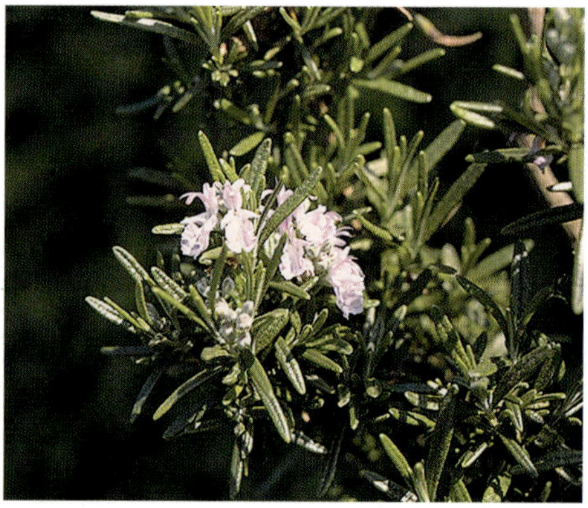

Rosmarin

Rosmarin fand seine Verwendung zuerst in religiösen Kulten – er war der Aphrodite geweiht – und in Mitteln der Apotheker, bevor es in der Küche Einzug hielt.

In der Naturheilkunde wird Rosmarin innerlich als Tee zur Kreislaufanregung und gegen Blähungen verwendet, wirkt anregend auf Kreislauf und Nerven und fördert auch die Tätigkeit der Verdauungsdrüsen.

Äußerlich wirkt Rosmarin ebenfalls durchblutungssteigernd und wird daher als Badezusatz sowohl bei Kreislaufschwäche und Durchblutungsstörungen als auch bei Gicht und Rheuma (beispielsweise als Rosmarinspiritus) verwendet.

Die jungen Zweige und Blätter des immergrünen Rosmarins mit seinen blassblauen Blüten, der gerne in den Mittelmeerländern in der Sonne duftet und dort bis zu 3 m hoch werden kann, werden zu geruchsintensivem und würzigem Öl verarbeitet.

Hauptwirkung:

- anregend

Man kann Rosmarin aber auch trocknen und als Tee oder Badezusatz und natürlich als Gewürz verwenden.

Rosmarin hat einen sehr intensiven, aromatischen Geruch und einen harzigen, leicht bitteren Geschmack, der etwas an Kampfer und Eukalyptus erinnert. Er wurde aufgrund seines ähnlichen Geruches auch als Ersatz für Weihrauch verwendet und war Bestandteil eines der ersten destillierten Parfums, bei dem ätherisches Öl mit Alkohol kombiniert wird. Die Mischung hieß nach der Königin Elisabeth von Ungarn »Ungarisches Wasser«. Nach einer Legende versicherte der Einsiedler, der der Königin das Duftwasser überreichte, es werde ihre Schönheit bis zu ihrem Tode bewahren, was gestimmt haben kann, denn der König von Polen bat die bereits 72-Jährige um ihre Hand. Kölnischwasser enthält übrigens nach wie vor Rosmarinöl.

Die Hauptwirkstoffe des Rosmarins sind Terpene und Kampfer, Glykoside, Saponin und Cholin, die zur Steigerung des Blutdruckes beitragen. In der Aromatherapie wird Rosmarin als Anregung für Nerven und Gehirn empfohlen. Aber auch als Tee, als Rosmarinwein und als Badezusatz wirkt er erfrischend und anregend – nicht nur für das Gehirn, sondern für den ganzen Körper.

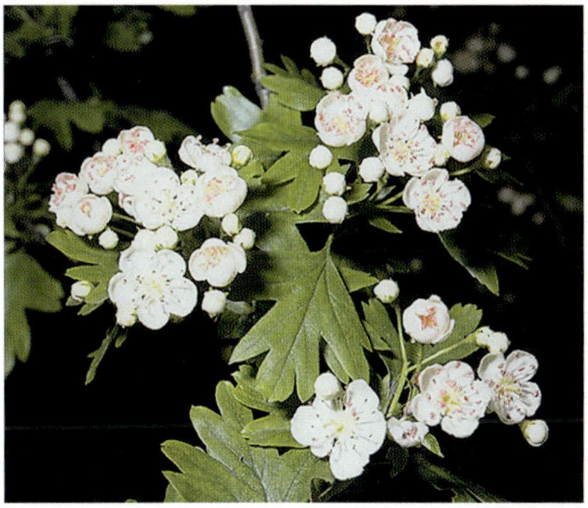

Weißdorn

Bei uns kennt man Weißdorn als Busch, aber er kann sich zu einem prachtvollen Baum auswachsen und man kennt Weißdornbäume, die über 600 Jahre alt sind. Weißdorn ist in drei Grundarten in Hecken und Gebüsch, in lichtem Laub- und Nadelwald zu finden. 1990 wurde der recht unscheinbare Strauch sogar zur Heilpflanze des Jahres gekürt! Schon die alten Chinesen und sogar Indianerstämme wussten seine Heilwirkung zu schätzen.

Früher aß man vor allem die roten, süßlich schmeckenden Früchte und kümmerte sich lieber nicht um die Blüten, die weniger gut riechen. Doch gerade die Knospen enthalten besonders viele von jenen Wirkstoffen, die bei Herzbeschwerden helfen und stärkend wirken – nämlich Saponine, Flavonoide, Histamine und Gerbstoffe.

Weißdorn hat eine gefäßerweiternde und blutdrucksenkende Wirkung, auch Herzrhythmusstörungen werden positiv beeinflusst, die Kontraktion des Herzmuskels geregelt und

Hauptwirkung:

- »herzpflegend«

seine Sauerstoffversorgung erhöht. Da Weißdorn sich aber vor allem auf das Herz auswirkt, sollte man vor der Anwendung jedenfalls mit einem Arzt darüber sprechen.

Da sich Weißdornpräparate – sie sind als Tee und alkoholischer Auszug erhältlich – vorteilhaft auf die Gefäße auswirken und sie erweitern, wodurch Nährstoffe besser transportiert werden, beeinflussen sie auch die Hirnfunktionen positiv.

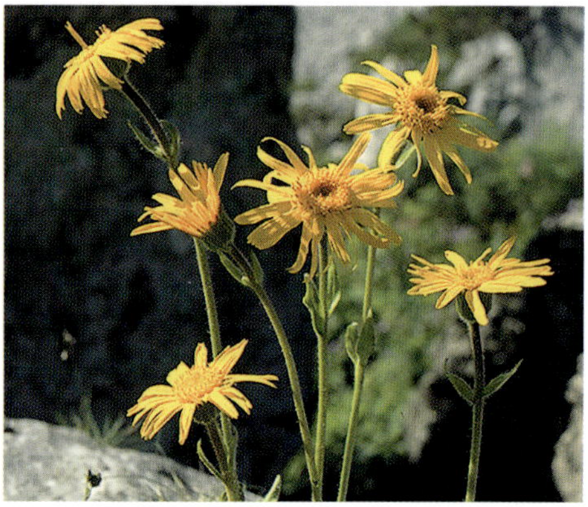

Arnika

Die aromatisch duftende, mehrjährige gelbe Blume, die auf vielen unserer sauren Wiesen von Mai bis August gepflückt werden kann, wurde erstmals von Hildegard von Bingen als Heilpflanze erkannt. Auch Liebeszauber-Fähigkeiten wurden ihr zugesprochen. Zur Sommersonnenwende sollte man sie sammeln, dann sei sie, so glaubte man, besonders heilkräftig. Interessant ist der alte Brauch, Arnikasträußchen an die Ecken von Getreidefeldern zu stecken, um einen Korndämonen davon abzuhalten, die Halme umzulegen: Auf Arnikapflanzen, so hat man später herausgefunden, legt die Arnikafliege (Trypeta arnica, ein Getreidenützling) die Eier ab – dieser Aberglaube beruht also auf guter Beobachtungsgabe.

Ende des Mittelalters war sie dann eine bekannte Wundheilpflanze: Umschläge mit Arnikatinktur wurden bei Zerrungen von Muskeln und Sehnen, bei Faserrissen und Quetschungen aufgelegt. Blutergüsse klingen

Hauptwirkung:

- entzündungshemmend

mit Hilfe von Arnika-Umschlägen schneller ab, da, wie man heute weiß, die Resorption verbessert wird, was auf den Wirkstoff Helenalin zurückzuführen ist.

Arnikablüten enthalten ätherisches Öl, Flavonoide und Sesquiterpenlactone vom Helenalintyp, die entzündungshemmend und antiseptisch wirken. Auszüge aus Arnikablüten werden heute noch äußerlich bei stumpfen Verletzungen wie Prellungen, Blutergüssen und Verstauchungen, oberflächlichen Venenentzündungen, Entzündungen im Mund- und Rachenraum, rheumatischen Beschwerden und zur Behandlung von Entzündungen nach Insektenstichen angewandt. Doch Vorsicht: Alle Teile der Pflanze sind giftig (Arnika enthält das giftige Helenalin), deswegen sollte man Arnika innerlich nur stark verdünnt anwenden und äußerlich bei sensibler Haut nicht auflegen – das Laub enthält Arnicin, das Hautreizungen hervorrufen kann.

Trotzdem werden Auszüge aus Arnika wegen der vorzüglichen Kräfte der Inhaltsstoffe gerne als Zusatz in Haarwässern, Zahncremes und anderen kosmetischen Produkten verwendet. Außerdem sind sie ein wichtiger Bestandteil vieler Herz- und Kreislaufmittel. Schon Johann Wolfgang von Goethe soll sein flatterndes Herz mit Arnikatropfen beruhigt haben. Moderne experimentelle Untersuchungen bestätigten die volksmedizinische Verwendung bei Herzschwäche. Die in der Arnika enthaltenen Flavonoide steigern die Durchblutung der Herzkranzgefäße, wodurch es zu einer verbesserten Leistung der Herzmuskulatur und dadurch zu einer optimaleren Versorgung der Hirnzellen kommt.

Arnika ist als Tinktur (Alkoholauszug) und als Tee erhältlich, man sollte sich aber vom Apotheker gut beraten lassen und nur exakt dosierte Fertigpräparate verwenden.

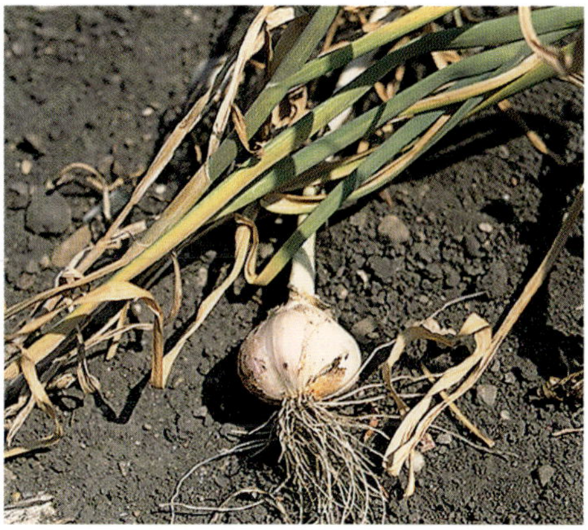

Knoblauch

Knoblauch ist eine Kulturpflanze, also vom Menschen gezüchtet. Er gelangte aus den Steppengebieten Zentral- und Südasiens über das Mittelmeer nach Europa und war schon im Altertum als Nahrungs- und Heilmittel bekannt. Ägyptische Sklaven benutzten ihn als Stärkungsmittel und zur Vertreibung von Läusen und Darmparasiten.

Römer und Griechen wussten ebenfalls um die Heilmöglichkeiten der Pflanze. Im Talmud wird sein stetiger Genuss empfohlen, denn der Knoblauch sättige den Körper, gebe dem Geist Klarheit, stärke die Manneskraft und vertreibe Parasiten aus dem Darm.

Im Mittelalter wurde er in Europa gegen die Pest angewandt und er soll – wie alle stark riechenden Pflanzen – zur Abwehr von Dämonen, insbesondere jedoch Vampiren, dienen können.

So gesund Knoblauch ist, so unangenehm ist die »Knoblauchfahne«. Die streng rie-

Hauptwirkung:

- Arteriosklerose-Vorbeugung

chenden Stoffe kommen dabei nicht wie oft angenommen aus dem Magen, die schwefelhaltigen Abbauprodukte werden über die Lungenbläschen an die Atemluft abgegeben.

Was den Knoblauch so wertvoll macht, ist das eigentlich geruchlose Alliin und das Ferment Alliinase, das das Alliin in den eigentlichen Wirkstoff Allicin umwandelt und weitere Folgeprodukte bildet, die für den typischen Knoblauchgeruch verantwortlich sind.

Die Inhaltsstoffe des Knoblauchs wirken antimikrobiell, blähungstreibend, senken die Blutfettwerte und wirken somit vorbeugend gegen arteriosklerotische Veränderungen der Blutgefäße. Sie fördern die Auflösung zusammengelagerter Blutplättchen, verbessern dadurch die Fließeigenschaften des Blutes und unterstützen Behandlungen des leichten Bluthochdrucks. Außerdem wirkt der Knoblauch vorbeugend gegen Erkältungskrankheiten sowie bestimmte Krebsarten (Magen-, Darm-, Speiseröhrenkrebs) und hat einen stimulierenden Einfluss auf die Reparatur geschädigter DNA.

Wichtig ist Knoblauch gegen den Alterungsprozess des Gehirns, da er Gefäßablagerungen nicht nur verhindert, sondern sogar bestehende vermindert und die Blutzirkulation anregt. Sein Vorteil, dass das knoblauchspezifische ätherische Öl leicht in alle Gewebe des menschlichen Körpers übergehen kann und dort repariert und aktiviert, ist auch sein Nachteil: Der ganze Mensch und alle seine Ausscheidungen riechen nach Knoblauch. Daher ziehen viele Leute die geruchlosen Kapseln vor, mit denen man die Empfehlung einer Tagesdosis von bis zu sechs Gramm frischem Knoblauch problemlos (für die Umgebung) einnehmen kann. Ein Tipp für Frischknoblauchesser: Milch trinken, Apfel essen, Petersilienstängel oder Kaffeebohnen kauen.

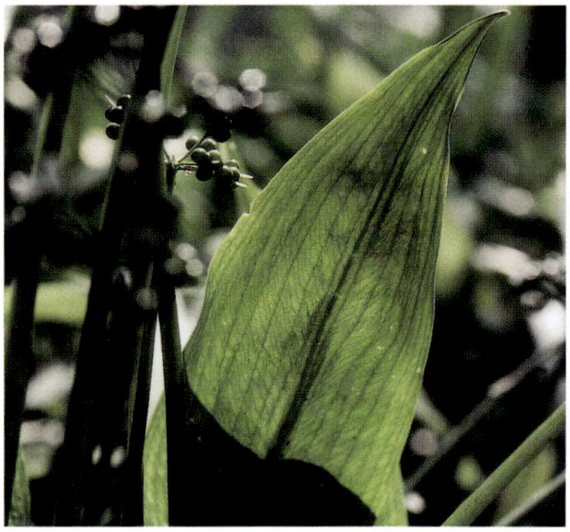

Bärlauch

Der heute wieder für die Küche entdeckte Bärlauch, auch Bärenlauch, wilder Knofel oder Hexenzwiefel genannt, hat ähnliche Eigenschaften wie Knoblauch, riecht aber etwas milder. Für Bären ist diese Pflanze eine erste Nahrung nach dem Winterschlaf – deshalb der deutsche Name. Bauern mögen ihn nicht, weil auch die Milch der Kühe den unverwechselbaren Geruch annimmt.

Bärlauch ist eine sehr alte Heilpflanze und war schon den Germanen und Kelten bekannt. In jungsteinzeitlichen Siedlungen des Alpenvorlandes fand man erstaunlich häufig Überreste vom Bärlauch. Die Kelten in Wales verehrten die Pflanze und aßen sie vor der Schlacht, um solcherart gestärkt in den Kampf zu ziehen.

Er beeinflusst jedenfalls mit seinen Wirkstoffen wie Glykosiden, Allicin und ätherischen Ölen mit Schwefelverbindungen die Funktion von Magen, Darm, Galle und Leber günstig. Die Volksmedizin schreibt

Hauptwirkung:

- Regulierung des Stoffwechsels

der Pflanze positive Wirkungen bei Arteriosklerose, Bluthochdruck und Verdauungsstörungen zu, insbesondere bei Appetitlosigkeit, Blähungen und Durchfall. Er wirkt angeblich auch schwach blutdrucksenkend und gilt als gutes pflanzliches Antibiotikum. Bärlauch ist ein natürliches Mittel, um den Stoffwechsel des Körpers zu optimieren und somit den Alterungsprozess von Gefäßen und Zellen, natürlich auch Hirnzellen, zu verlangsamen. Auch Bärlauch gibt es als geruchsfreie Kapseln, oft in Kombination mit anderen pflanzlichen Wirkstoffen.

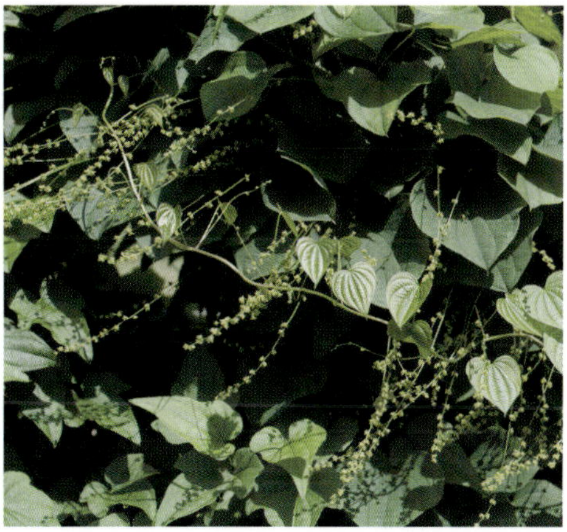

Yamswurzel

Sie kommt zwar aus den Tropen, aber in Amerika hat man ihre jungerhaltende Wirkung entdeckt: Extrakte der Yamswurzel sind einigen Nebennieren-Hormonen auffallend ähnlich, wie Dr. Russell Marker von der Universität von Pennsylvania feststellen konnte, der die Yamswurzel zur reichen pflanzlichen Hormonquelle erklärte.

Diese erdäpfelartige Wurzel enthält nämlich Diosgenin, das ähnlich dem Progesteron dem menschlichen Organismus hilft, in der Nebenniere verstärkt DHEA zu produzieren. DHEA (Dehydroepiandrosteron) ist unter anderem eine Vorstufe für unsere Geschlechtshormone.

Es kann die Immunkraft gegen virale und bakterielle Infektionen erhöhen, mindert das Krebsrisiko und nimmt positiven Einfluss auf zu hohen Cholesterinspiegel, Diabetes, Osteoporose, Rheuma, Übergewicht, Alzheimer

Hauptwirkungen:

- Stärkung der Immunkraft
- »Anti-Aging«

und Gedächtnisschwäche – alles Zeichen fortschreitenden Alterns, die dieser Stoff verlangsamt. DHEA wird daher von vielen Forschern als »Hormon gegen das Altern« bezeichnet.

Im Vergleich zu synthetisch erzeugtem DHEA, das zu Wasseransammlungen im Körper und einer verstärkten Produktion männlicher Hormone führen kann, hat der Extrakt aus der Yams-Wurzel, der ja eine »Vorstufe« des DHEA enthält, den Vorteil, den Körper zur Produktion dieses »Jungbrunnens« anzuregen. Dieser stellt DHEA also vermehrt selbst her –körpergerecht und ohne unerwünschte Nebenwirkungen.

Die Yams-Wurzel gibt es auch schon bei uns – allerdings selten – auf Märkten zu kaufen, sie schmeckt ähnlich wie die Süßkartoffel. Da sie nur bei regelmäßigem Konsum nützt, sollte man auf Extrakte zurückgreifen. Es gibt sie in Kapselform in der Apotheke, zur Ankurbelung der Produktion von DHEA wird täglich eine Kapsel empfohlen.

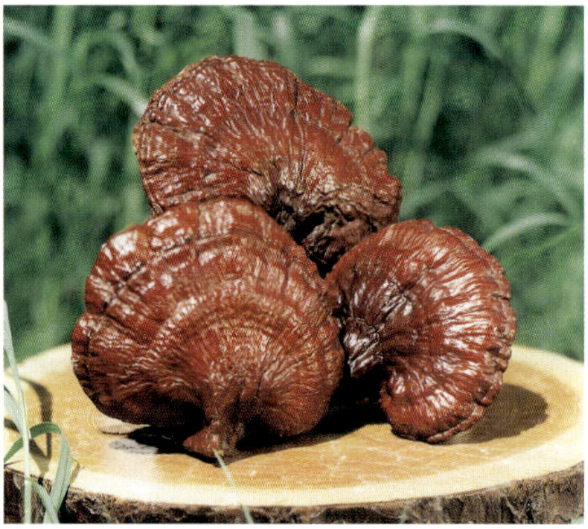

Reishi

Der Reishi-Pilz ist ein Speisepilz aus dem fernen Osten. Die Namen Reishi oder Ling Zhi (Ganoderma lucidum) bedeuten »göttlicher Pilz der Unsterblichkeit«. Wegen seiner außergewöhnlichen Inhaltsstoffe und Eigenschaften wird er seit mehreren tausend Jahren in der TCM (Traditionellen Chinesischen Medizin) als eines der wertvollsten Therapeutika verwendet. Er enthält alle acht essentiellen Aminosäuren und hat einen hohen Gehalt an Eisen, Selen und B-Vitaminen.

Sein hoher Gehalt an Polysacchariden bedeutet eine immunstimulierende Wirkung, die Ganoderma-Polysaccharide verlangsamen Tumorwachstum. Deshalb wird er in Japan zur Vorbeugung und Heilung in der Krebstherapie eingesetzt. Japanische Studien berichten auch von guten Erfolgen bei Schlafstörungen und Neurasthenie (durch viele Symp-

Hauptwirkungen:

- leicht cholesterinspiegelsenkend
- kreislaufunterstützend
- leicht entzündungshemmend

tome gekennzeichnete Krankheit ohne organische Ursache). Der Reishi-Pilz hat außerdem einen cholesterinspiegelsenkenden und kreislaufunterstützenden Effekt und wirkt gegen Thrombosen. Ursache sind die Triterpene, die außerdem hemmend auf die Freisetzung von Histaminen wirken – ein Stoff, der Allergikern das Leben schwer macht. Der Reishi-Pilz wirkt entzündungshemmend und hilft bei bestimmten Leberproblemen.

Er verbessert auch die Regeneration des Lungenepithels, erweitert enge Bronchien und verringert dadurch das Risiko, an Bronchitis zu erkranken. Sogar auf die Tätigkeit des Herzens wirken sich die Inhaltsstoffe des Reishi positiv aus: Der Blutdurchfluss wird verbessert und dabei auch noch weniger Sauerstoff verbraucht.

Durch all diese Wirkungen kann der Reishi-Pilz – wie man das in Asien ausdrückt – verloren gegangenes Ungleichgewicht im Körper wiederherstellen und uns bis ins hohe Alter jugendlich-fit erhalten. Da wir auf unserem täglichen Speisezettel nur selten Reishi-Pilz einbauen werden ist es sinnvoll, sich getrockneten Reishi-Pilz in Kapselform zu kaufen (erhältlich in der Apotheke). Ein bis zwei Kapseln täglich werden empfohlen.

Literatur-Tipp: »Heilen mit dem Reishi-Pilz«, erschienen im Kneipp-Verlag.

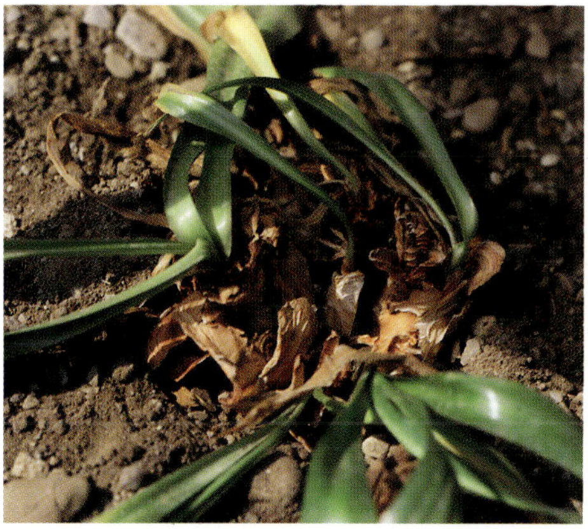

Meerzwiebel

Dieses bis zu 150 cm hoch werdende Hyazinthengewächs, dessen Zwiebel bis zu 3 kg schwer werden kann, ist vor allem im Mittelmeergebiet und auf Teneriffa zu finden.

Im alten Ägypten wurde es als Herzstärkungsmittel geschätzt, was die heutige Medizin bestätigen kann: Die Inhaltsstoffe der Blätter und der Zwiebelknolle sind Glykoside, Flavonoide und Schleimstoffe. Die Glykoside ähneln in ihrer Wirkung auf das Herz Strophantin und Digitalis, zwei bekannten herzwirksamen Inhaltsstoffen.

Doch Glykoside häufen sich nicht im Körper und wirken vorteilhaft, vor allem in der Entspannungsphase des Herzrhythmus.

Das menschliche Herz vollbringt Tag für Tag Höchstleistungen: mit durchschnittlich 60 bis 80 Schlägen pro Minute pumpt es das Blut mit dem lebenswichtigen Sauerstoff bis in den letzten Winkel des Körpers. Bei

Hauptwirkungen:

- blutdruckregulierend
- entwässernd

Herzschwäche bringt das Herz nicht mehr die nötige Kraft auf, um alle wichtigen Organe ausreichend mit Sauerstoff zu versorgen. Die Folgen sind Beschwerden wie Kurzatmigkeit, verminderte körperliche Leistungsfähigkeit und Wasseransammlungen in den Geweben – typische Alterserscheinungen.

Die Meerzwiebel senkt den Blutdruck und erhöht den Venendruck, wirkt harntreibend und damit entwässernd. Die Durchblutung wird verbessert, das Herz schlägt langsamer und kräftiger. Meerzwiebel hält also Herz und Hirn jung, allerdings nur in ganz bestimmter Dosierung: Die Einnahme von Herzglykosiden sollten Sie immer mit Ihrem Arzt absprechen, auch wenn Sie pflanzliche Medikamente mit Meerzwiebel (als Tropfen oder Kapseln) ohne Rezept in der Apotheke kaufen können.

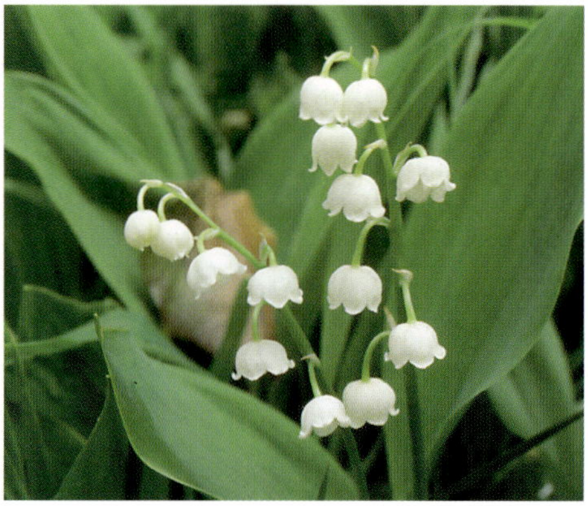

Maiglöckchen

Berüchtigt geworden ist das weithin duftende Maiglöckchen, seit man es nach dem neuen Trend zum Bärlauch-Sammeln immer wieder irrtümlich mitsammelt, was schon einige unliebsame Übelkeiten und bei Herzschwäche sogar Todesfälle verursacht hat: Blüten, Samen und junge Blätter enthalten in großer Menge giftige Glykoside.

Die Vergiftungserscheinungen sind Herzrhythmusstörungen, Übelkeit und Erbrechen, Sehstörungen, Nierenversagen, Durchfälle und Schwindelgefühl, Schock und sogar Multiorganversagen. Glücklicherweise sind aber starke Vergiftungen selten, da die Giftstoffe aus den Blättern vom Körper nur schlecht aufgenommen werden. Die immer wieder behauptete Giftigkeit von Maiglöckchen-Blumenwasser ist übrigens schon wegen der geringen Glykosidkonzentration ein Märchen. In mittelalterlichen Kräuterbüchern taucht das Maiglöckchen als »Lilium

Hauptwirkungen:

- herzstärkend
- entwässernd

convallium«, als »Lilie der Täler« (englisch noch heute: Lilly of the Valley) auf. Hieronymus Bock empfiehlt »Meyenblumen« bei Schwindel, Fallsucht und bei Augenleiden. Auch die herzstärkende Wirkung war damals schon bekannt. Zu Puder geriebene getrocknete Blüten sind Bestandteil des so genannten Schneeberger Schnupftabaks, von dem man früher annahm, er würde das Gehirn reinigen.

Und so sind Maiglöckchen nicht nur für ihren Duft und ihr hübsches Aussehen beliebt, sondern auch für ihre – wenn richtig dosiert – positive Wirkung. Die in ihnen enthaltenen Glykoside mit Digitalis-Strophantus-ähnlicher Wirkung sind herzstärkend und werden vorwiegend bei Herzschwäche und Herzrhythmusstörungen eingesetzt. Doch auch die anderen Inhaltsstoffe, die Flavonoide, Steroidsaponine, Chelidonsäure, Cholin und Azetidin-2-Carbonsäure sind wichtig, ist doch bewiesen, dass der Gesamtextrakt des Maiglöckchens 500-mal wirkungsvoller ist als das daraus gewonnene reine Glykosid. Neben der Herzwirkung ist auch die wassertreibende Wirkung mit einer deutlich erhöhten Ausscheidung von Kalzium und Natrium eine positive Eigenschaft der Maiglöckchenextrakte.

Verarbeitet werden die bei 60 °C getrockneten Blätter und Blütenstände. Maiglöckchen-Fluidextrakte oder Tinkturen gibt es entweder in völlig unschädlichen homöopathischen Mitteln oder in nur gegen ärztliche Verschreibung erhältlichen Medikamenten.

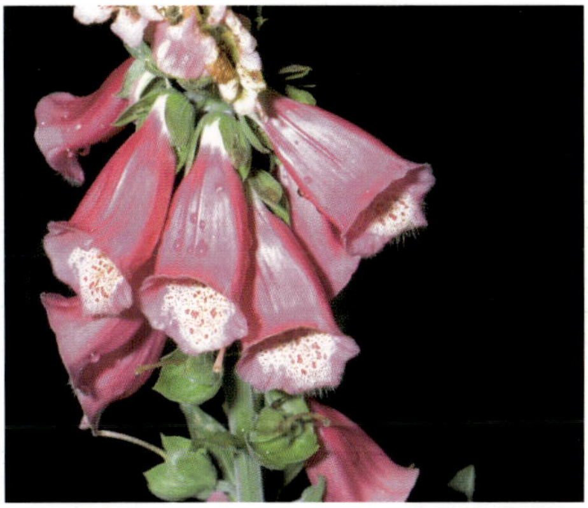

Digitalis

In Mitteleuropa sind drei Arten dieser wunderschön blühenden Pflanze heimisch, nämlich der großblütige Fingerhut, der gelbe Fingerhut und der rote Fingerhut. Der wollige Fingerhut wurde später hierher gebracht. Die Arten gedeihen am besten im Halbschatten in humusreicher, durchlässiger Erde. Sie alle haben röhrenförmige, zweilippige Blüten, die in großen Trauben stehen – ein prachtvoller Anblick bei Wanderungen in den Alpen.

In der Pflanzenheilkunde finden sowohl der rote Fingerhut als auch der südosteuropäische wollige Fingerhut Verwendung. In Irland weiß man von seiner Anwendung bereits aus dem 5. Jahrhundert.

Der rote Fingerhut wurde gegen Ende des 18. Jahrhunderts als Heilmittel bekannt, nachdem ein englischer Arzt Extrakte daraus erfolgreich gegen Wassersucht einsetzte, und war damit eine der ersten modernen Arzneipflanzen. Doch erst 100 Jahre später begann man, Digitalis genau zu erforschen, und entdeckte

Hauptwirkung:

- Regulation der Herzschlagfrequenz

die Herzwirkung der Digitalisglykoside. Sie werden therapeutisch zur symptomatischen Therapie der Herzinsuffizienz eingesetzt, da sie eine positive Wirkung auf die Kontraktion des Herzmuskels haben und den Herzschlag verlangsamen. In hohen Dosen wirken sie als Gift, das durch Verursachung verschiedener Herzrhythmusstörungen zum Tod führt.

Digitalis ist heute ein wertvolles und unverzichtbares Arzneimittel, das allerdings ausschließlich in die Hand eines Arztes gehört, denn Digitalispräparate müssen sehr genau dosiert werden. Schon eine geringe Dosisüberschreitung kann schädigende Wirkung haben.

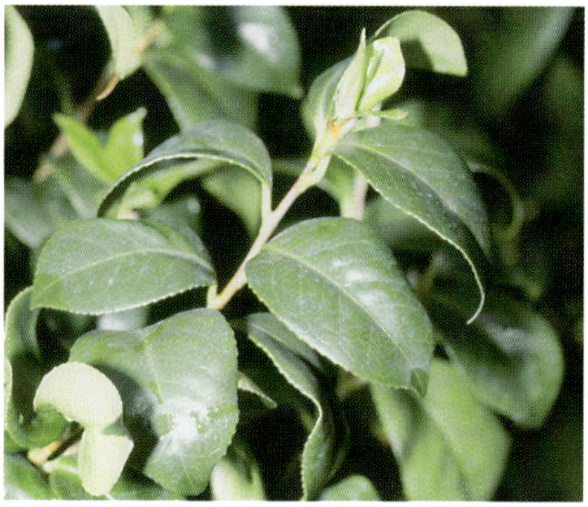

Grüner Tee

Sowohl schwarzer als auch grüner Tee stammen vom gleichen Teestrauch, von den gleichen Teeblättern. Der Unterschied ist die Bearbeitung: Schwarztee wird fermentiert, das heißt, die Blätter werden zerrissen und zerquetscht und dann vergoren, um das Aroma stärker hervorzubringen.

Für grünen Tee werden die frisch gepflückten Blätter aber kurz erhitzt, um diese Fermentation zu verhindern, und so bleiben nahezu alle im frischen Blatt enthaltenen Wirkstoffe erhalten. In China wurden die trockenen Blätter lange Zeit zu feinem Pulver zermahlen, für den Transport zu Ziegeln gepresst und dann mit kochendem Wasser zubereitet. Ab dem 17. Jahrhundert verwendete man grünen Tee wieder wie noch heute, ohne ihn zu pulverisieren.

Grüner Tee unterscheidet sich vom schwarzen Tee auch in der Zubereitung, im Geschmack, den Inhaltsstoffen und Wirkungen des Auf-

Hauptwirkungen:

- herzstärkend
- entwässernd

gusses. Grüner Tee bietet viele Nährstoffe, etwa einen hohen Anteil an Vitamin C, das bei der Zubereitung jedoch teilweise von der Hitze zerstört wird; außerdem viele wichtige Vitamine, Mineralien und Wirkstoffe: Vitamin A, B, B_2, B_{12}, Kalzium, Kalium, Phosphorsäure, Magnesium, Kupfer, Zink, Nickel, Karotin, Fluor und nicht zuletzt Koffein und Gerbstoffe. Grüner Tee enthält normalerweise deutlich weniger Koffein (Tein) als schwarzer Tee. Der Koffeingehalt des grünen Tees entspricht je nach Sorte und Zubereitung etwa der Hälfte von jenem des Kaffees.

Die Polyphenole im grünen Tee, die Gerbstoffe und EGCG-Substanzen, haben verschiedene Wirkungen: Die Gerbstoffe beruhigen Magen und Darm, schalten schädliche Bakterien aus und beugen so entzündlichen Magen- und Darmstörungen vor. Auch die Haut wird widerstandsfähiger. EGCG-Substanzen hingegen haben krebshemmende und blutverdünnende Eigenschaften, halten also unser Blut flüssig und damit die Blutgefäße sauber und elastisch – ein gutes Mittel gegen Arterienverkalkung und Herz-Kreislauf-Erkrankungen.

Polyphenole sind Radikalfänger, das heißt, sie schützen uns vor aggressiven Molekülen aus Umweltschadstoffen und stärken die Immunkraft. Sie senken damit auch das Risiko für Lungenkrebs, selbst bei Rauchern. Die Pflanzenfarbstoffe im grünen Tee harmonisieren die Cholesterinwerte und senken erhöhte Blutdruck- und Blutzuckerwerte.

Grünen Tee gibt es in Kapseln, man kann ihn aber auch klassisch zubereiten: Um die wertvollen Inhaltsstoffe zu erhalten, den Tee nicht bitter werden zu lassen und die gewünschte Wirkung zu erzielen möglichst kalkfreies Wasser sprudelnd heiß kochen, in einem kalten Krug 10 Minuten abkühlen lassen, dann die Teeblätter einstreuen. Hochwertige Grüntees sollten in der Regel nicht länger als 1,5 – 2 Minuten ziehen. Japanische Grüntees können mehrfach aufgegossen werden: Für den ersten Aufguss 40 – 60 Sekunden, für den zweiten und weitere nur 15 Sekunden, für den letzten 30 Sekunden ziehen lassen. In der Regel sind 3 Aufgüsse, bei manchen Sorten auch 4 oder 5 möglich.

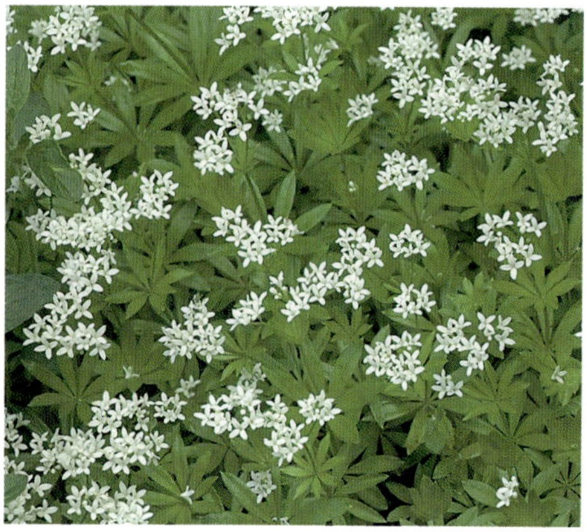

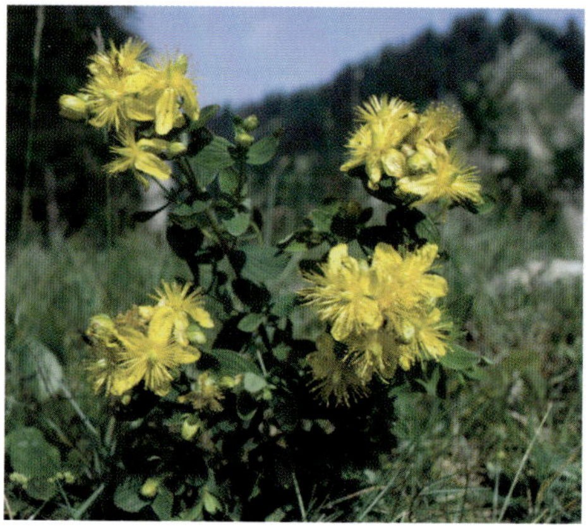

Waldmeister

Schon im 9. Jahrhundert bei den Benediktinern wurde Waldmeister für Wermut und Kräuterliköre verwendet. Doch so angenehm sein Aroma ist – es verträgt ihn nicht jeder, manche bekommen Kopfweh.

Das liegt am wohlriechenden Cumarin, das neben weiteren 220 Aromastoffen für den charakteristischen Geschmack verantwortlich ist. Zwar hat es eine wohltuend erweiternde Wirkung auf die peripheren Blutgefäße – ohne dabei die Blutgerinnung zu beeinflussen – und ist damit krampflösend und anregend, sogar abschwellend, aber es hat eine leicht giftige Auswirkung auf die Leber.

Waldmeister regt aber nicht nur den Blutkreislauf und damit das Gehirn an, er wirkt auch verdauungsfördernd. Doch wieder gilt: Vorsicht bei der Dosierung! Für einen Liter Bowle sind 3 bis 3,5 g frischer Waldmeister ausreichend für guten Geschmack und vollkommen ungefährlich.

Hauptwirkungen:

- entzündungshemmend
- blutverdünnend

Johanniskraut

Das Johanniskraut, das weltweit als wichtiges Therapeutikum anerkannt ist, wird in den USA und Europa als Antidepressivum geschätzt, in Russland aufgrund seiner Wirkung gegen Viren, Bazillen und zur Bekämpfung des Alkoholismus.

Auch in der TCM ist Johanniskraut ein wichtiger Wirkstoff. Der Name Johanniskraut leitet sich vom Beginn der Blütezeit der Pflanze (in Mitteleuropa) um den Johannistag (24. Juni) ab.

Das ist auch die beste Zeit, die Pflanze zu ernten. Johanniskraut findet man bei uns in Gebüschsäumen, an Waldrändern, Wegen und Böschungen, in Magerwiesen, in Ginster- und Heidekrautheiden, in Brachen und Waldlichtungen.

Da es eine begehrte Heilpflanze ist, wird es auch landwirtschaftlich angebaut. Gleichzeitig ist es aber im übrigen landwirtschaftlichen Anbau ein unerwünschtes Unkraut, denn

Hauptwirkung:

- stimmungsaufhellend

Weidetiere, die vom Johanniskraut fressen, zeigen eine erhöhte Empfindlichkeit gegenüber Sonnenlicht sowie Nervenstörungen, bei hohen Dosen verenden sie sogar.

Hält man ein Blatt des Johanniskrautes gegen das Licht, kann man seine Drüsen als helle kleine Punkte erkennen. Dort werden die Wirkstoffe – ätherisches Öl mit Hypericin, Flavonoide, Gerbstoffe, Fett und Cholin – hergestellt. Auch die Blüten, die beim Zerdrücken einen roten Farbstoff absondern, haben ähnliche Eigenschaften.

Als Hauptwirkstoff des Johanniskrautes gilt Hyperforin. Dieses bewirkt eine geringe bis mittelstarke, aber nachweisbare zerebrale Wiederaufnahmehemmung von Serotonin, Noradrenalin und Dopamin – ein bekannter Wirkungsmechanismus chemischer Antidepressiva. Andere Rezeptoren werden nicht beeinflusst.

Bereits in der Antike wurde Johanniskraut als Heilpflanze verwendet. Heute wird es als pflanzliches Arzneimittel wegen seiner leicht stimmungsaufhellenden Wirkung zur Behandlung von leichten bis mittelschweren depressiven Verstimmungen oder nervöser Unruhe eingesetzt.

Die Wirksamkeit ist in zahlreichen Studien schulmedizinisch belegt. Das gilt jedoch nur für apothekenpflichtige Johanniskraut-Arzneimittel mit hochdosiertem Johanniskraut-Extrakt. Präparate aus der Drogerie, die nur gemahlenes Kraut enthalten, oder Johanniskraut-Tee haben eine zu geringe und oft schwankende Wirkstoffkonzentration.

Wie auch bei chemisch-synthetischen Antidepressiva zeigen Johanniskraut-Arzneimittel erst nach mehreren Wochen der Einnahme eine Verbesserung der depressiven Symptome. Sie sind jedoch besser verträglich als chemische Antidepressiva, da unerwünschte Nebenwirkungen sehr selten auftreten.

Das bisher frei erhältliche Johanniskraut ist seit 2003 apothekenpflichtig. Ausgenommen sind Zubereitungen, die in einer Tagesdosis bis zu 1 g Drogenäquivalent und bis zu 1 mg Hyperforin enthalten, ebenso Tee und zur äußeren Anwendung bestimmter Frischpflanzensaft oder ölige Zubereitungen (Rotöl). Es gibt Johanniskraut neben den rezeptpflichtigen Medikamenten auch als Dragees, Kapseln und Tee.

Bewegung

Wie bereits mehrfach im Buch angeführt, ist eine gute Sauerstoffversorgung des Gehirns wesentlich für die intakte und bestmögliche Gehirnfunktion. Neben zahlreichen Maßnahmen von Seiten der Ernährung, Flüssigkeitszufuhr u. a. ist natürlich das körperliche Training, das die Aktivität der Herzmuskelpumpe und somit die Durchblutung des Gehirns verbessert, von entscheidender Bedeutung.

Generell ist jedes Ausdauertraining dafür geeignet, also schnelles Spazierengehen, Nordic Walking, Radfahren – sei es am Heimtrainer oder in der freien Natur, Schwimmen, Wandern, Rudern, Gymnastik oder jede andere Ausdauersportart. Wichtig hierbei ist die Regelmäßigkeit. Es ist nicht sinnvoll – ja sogar schädigend – sich einmal die Woche sehr stark sportlich zu betätigen und sonst überhaupt nicht. Gesundheitsfördernd ist die körperliche Betätigung, wenn sie zumindest 3-mal pro Woche 30 – 40 Minuten durchgeführt wird.

Wenn Bluthochdruck oder bestimmte Herzerkrankungen bestehen ist es sinnvoll, sich vor dem Beginn des Trainings oder der Durchführung einer neuen Sportart von seinem praktischen Arzt oder Internisten untersuchen und beraten zu lassen.

Als sehr grobe und nur allgemein gültige Faustregel kann gesagt werden, dass ein Ausdauertraining idealerweise bei einer Herzfrequenz um ca. 120 Schläge pro Minute durchgeführt wird. Das sollte allerdings nach einem Gespräch mit einem Internisten oder Sportmediziner genauer festgelegt werden. Keinesfalls darf es zu einer so starken Anstrengung kommen, dass man sich während des Sportes nicht mehr unterhalten kann (auch das ist nur eine grobe Faustregel). Wichtig ist, dass der regelmäßige Ausdauersport ganz enorm zur allgemeinen Gesundheit wie Reduktion der Blutfettwerte, Kalorienverbrauch mit Gewichtsreduktion, Gefäßtraining, Herzmuskeltraining und vielen anderen Vorteilen beiträgt, und dadurch auch definitiv die Gedächtnisfunktion verbessern kann.

Eine ideale Kombination dazu stellt die so genannte Hirngymnastik – BrainGym – dar. Bei dieser Hirngymnastik werden ganz spezifische Übungen gemacht, welche einerseits die körperliche Ausdauer fördern, aber vor allem auch eine Verbesserung der Hirnfunktionen bewirken.

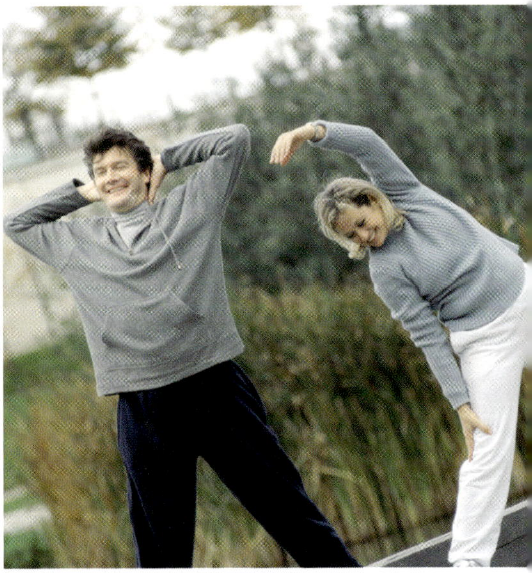

In unserem eigenen Präventionszentrum »Gesundes Gehirn« wird BrainGym bereits mit sehr großem Erfolg, insbesondere in Verbindung mit dem Gedächtnistraining angewendet.

Sport und körperliche Bewegungstherapie

Dank der Fortschritte von Hygiene und Medizin ist die mittlere Lebenserwartung in den letzten Jahren drastisch angestiegen und wird in den nächsten Jahren noch weiter ansteigen. Es kommt aber nicht darauf an, Lebensjahre hinzuzugewinnen, sondern es mögen vor allem die zusätzlichen Lebensjahre lebenswert gestaltet werden können. Dazu zählt neben der entsprechenden körperlichen vor allem auch eine gute geistige Leistungsfähigkeit.

Alterungsvorgänge und Bewegungsmangelerscheinungen, wie z. B. nach längerer Bettlägerigkeit, weisen zahlreiche Gemeinsamkeiten auf: Rückgang der Herz-Kreislauf-Leistungsfähigkeit, Rückgang der Muskelmasse, Abnahme des Mitochondrienvolumens, Reduktion der Durchblutung der Skelettmuskulatur, Verschlechterung der Fließeigenschaften des Blutes, Verlust an Mineralgehalt im Knochensystem, aber auch Abnahme an Nervenzellzahl und Synapsengröße. Andererseits konnten in Trainingsstudien sowohl biochemisch als auch biophysikalisch die gleichen positiven Reaktionen nach Training des älteren Menschen sowie nach Training jüngerer Menschen nach langer Bettlägerigkeit beschrieben werden. Der wichtige Unterschied zwischen den Auswirkungen des Alters und denen des Bewegungsmangels ist die so genannte Adaptationsreserve. Dies bedeutet, dass Training dann im Alter sinnvoll ist, wenn noch ausreichend erhaltene gesunde Gefäß-, Nerven- und Muskelstrukturen vorhanden sind. Dementsprechend müssen Übungen im Alter sinnvoll und fachlich korrekt durchgeführt werden.

Intensives Trainieren, wie dies bei jüngeren Menschen nach längerer Bettlägerigkeit möglich ist, kann bei alten Menschen schädigend sein. Dementsprechend ist Training im Alter auch unter entsprechender fachlicher Betreuung durchzuführen.

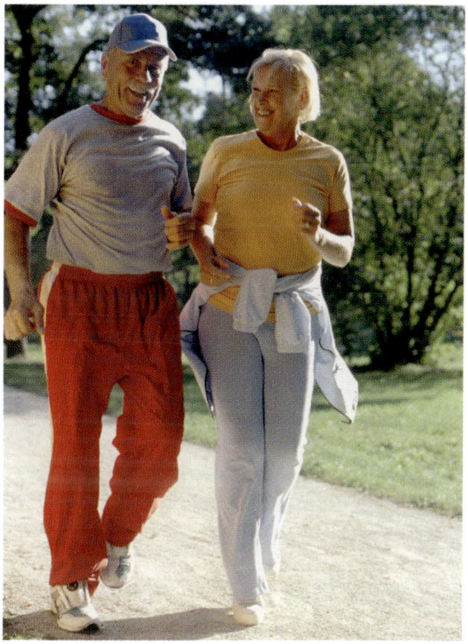

Funktionen, die trainiert werden können:

- Koordination
- Ausdauer
- Kraft
- Reaktionsvermögen

Koordination:

Jenseits des 50. Lebensjahres nehmen die koordinativen Funktionen des Menschen ab, können jedoch durch entsprechende Übungen geschult werden. Koordinationsübungen sind unter anderem zur Sturzprophylaxe besonders wichtig. Dass Koordinationsübungen auch bei älteren Menschen sinnvoll sein können, beweisen unter anderem die hervorragenden Leistungen von Pianisten im Alter jenseits von 80 Jahren, z. B. bei Rubinstein.

Ausdauer

Das Ausdauertraining gehört zu den wichtigsten Trainingsmethoden zur Verbesserung der Herz-Kreislauf-Funktion und somit auch zu den wichtigsten Vorsorgemaßnahmen. Unter Ausdauertraining versteht man aus medizinischer Sicht sowohl eine Regelmäßigkeit bezüglich der Häufigkeit der Durchführung als auch einen bestimmten Herzfrequenzanstieg. Ein Ausdauertraining sollte dreimal wöchentlich durchgeführt werden.

Die Minimaldauer jedes einzelnen Trainings sollte zumindest 30 Minuten betragen, mit zusätzlicher Aufwärmphase und anschließenden leichten Dehnungsübungen. Die Wahl des Ausdauersportes richtet sich im Wesentlichen nach den eigenen Vorlieben und oft auch nach medizinischen Indikationen.

Welche Ausdauersportarten sind für wen am besten geeignet?

Begleitende Erkrankungen beeinflussen die Auswahl des Ausdauersportes:

Herz-Kreislauf-Erkrankungen

Generell soll vor Beginn einer Ausdauersportart die Herz-Kreislauf-Funktion überprüft werden. Bei bestimmten Herzerkrankungen ist Ausdauersport nicht erlaubt, insbesondere bei schwerer Herzmuskelschwäche (Herzmuskelinsuffizienz, frische Herzmuskelentzündung, kurz nach einem Herzinfarkt oder anderen Erkrankungen). Bei den allermeisten Herzerkrankungen kann aber auch ein gezieltes Ausdauertraining durchgeführt werden, das in vielen Fällen einen wesentlichsten Beitrag zur Gesundung leistet.

Bei Vorliegen von Herzerkrankungen ist generell ein moderates Ausdauertraining mit nicht zu starkem Herzfrequenzanstieg, aber dafür längerer Trainingsdauer anzuraten. Dazu gehören z. B. lange Spaziergänge, Nordic Walking, leichtes Laufen, etc. Bei Vorliegen von Herzerkrankungen sollte ein ärztlich kontrollierter Trainingsplan mit entsprechenden Vorgaben erstellt werden. Insbesondere ist die Zielangabe des Herzfrequenzanstieges mit dem Arzt abzusprechen und idealerweise über eine Pulsuhr zu kontrollieren. Selbstverständlich ist das selbstständige Pulsen (Fühlen des Armpulses) genauso möglich. Meist kommt es nach regelmäßigen Trainingseinheiten auch zu einem selbstständigen guten Einschätzen des Pulsschlages und somit der Trainingsintensität.

Erkrankungen der großen Gelenke

Vor allem bei chronischen Abnützungen der Knie- und Hüftgelenke als auch bei Zustand nach Implantation von Endoprothesen in Hüfte und Kniegelenk eignet sich das Fahrradtraining, insbesondere am Sitzergometer, besonders gut. Unter einer maximalen Gelenkschonung kann die Herz-Kreislauf-Funktion in kontrollierter Weise regelmäßig trainiert werden. Abhängig vom Ausmaß der Knie- und Hüftgelenkerkrankungen kann natürlich auch Nordic Walking, Wandern, Laufen, etc. durchgeführt werden. Hierfür ist allerdings ein optimales Schuhwerk mit entsprechend dämpfender Sohle und vor allem ein Training auf weichem Boden vorteilhaft, etwa das Laufen oder Gehen auf Waldböden.

Brustschwimmen ist bei Knieerkrankungen in vielen Fällen für die Bänder des Kniegelenkes schädigend und daher zu unterlassen. Rückenschwimmen wäre wiederum ein idealer Sport.

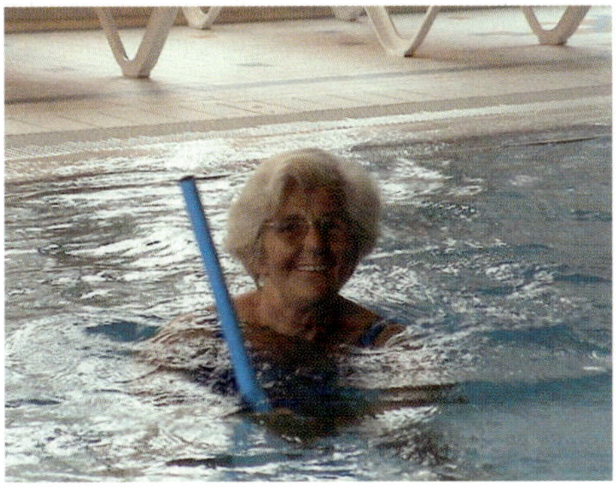

Wirbelsäulenerkrankungen

Chronische Schmerzsyndrome bei Wirbelsäulenabnützung sind generell kein Hindernis für die Durchführung von Ausdauersport. Im Gegenteil kann gezieltes Ausdauertraining mit gleichzeitiger Stärkung der Rückenmuskeln sowie der schulter- und hüftnahen Muskeln günstig für die Wirbelsäulenstruktur sein.

Bei akuten Schmerzsyndromen der Wirbelsäule ist jedoch große Vorsicht bei der Ausübung jeder Sportart geboten. Gerade bei frischen Bandscheibenvorwölbungen oder Bandscheibenvorfällen kann zu heftige Erschütterung, wie beim Abwärtslaufen, zu einer Verstärkung der Bandscheibenschädigung und zu einer Zunahme der Bandscheibenschmerzen führen. Dementsprechend muss in diesen Fällen vor dem Training eine entsprechende Röntgen- und fachärztliche Abklärung erfolgen. In der Rückbildungsphase nach einem Bandscheibenvorfall oder nach einer Operation der Bandscheiben ist gezieltes Ausdauertraining, insbesondere auch in Hinblick auf eine allfällige Gewichtsreduktion, sehr günstig. Das Rückenschwimmen ist ein idealer Wirbelsäulensport. Brustschwimmen ist wiederum gerade bei Halswirbelsäulenerkrankungen zu vermeiden.

Wie soll trainiert werden?

Ausdauersport:

- Regelmäßig 3-mal wöchentlich
- Richtige Intensität
- Zumindest 30 – 45 Minuten
- Ärztliche Rücksprache und eventuelle Abklärung vor Beginn
- Abwechselnde Ausdauersportarten bevorzugen

3-mal pro Woche moderate Bewegung vermindert das Risiko, an Alzheimer zu erkranken um ein Drittel und bei bereits erkrankten Personen verlangsamt sich der geistige Abbau.

Krafttraining

Zahlreiche Studien in den letzten Jahren zeigten, dass dreimal wöchentliches Krafttraining über einen Zeitraum von 12 Wochen auch bei Menschen mit über 60 Jahren zu einer deutlich messbaren Zunahme der Muskelfaseroberfläche sowie der Kraftfunktion führt. Ähnliche Untersuchungen wurden auch bei Personen im Alter von 87 – 96 Jahren durchgeführt. In dieser Studie war ebenso der Zuwachs der Muskelkraft prozentuell vergleichbar zu jungen Menschen. Generell gilt allerdings, dass bestimmte Herzerkrankungen und bestimmte Gefäßverengungen ein Krafttraining in höherem Alter nicht erlauben. Deswegen ist es wesentlich, sich immer vor Beginn des Trainings (ab dem 40. Lebensjahr) einem ärztlichen Eignungstest zu unterziehen und das Training dosiert und unter fachlicher Begleitung durchzuführen. Neben dem herkömmlichen Fitnesscenter gibt es auch zunehmend Möglichkeiten, Krafttraining unter sportwissenschaftlicher und sportmedizinischer Leitung durchzuführen.

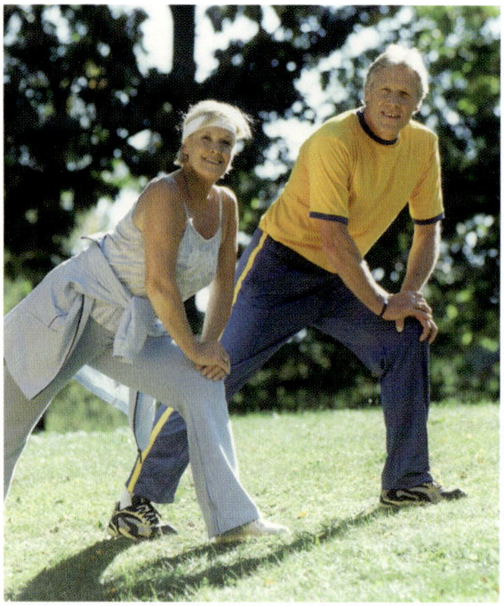

Reaktionsvermögen

Wesentlich ist neben dem Ausdauer- und Krafttraining die Schulung von Reaktion und Aufmerksamkeit. Dies ist sowohl zur Verbesserung geistiger Funktionen wichtig, als auch für eine verbesserte Geschicklichkeit im Alltag. Generell kann gesagt werden, dass Reaktion und Aufmerksamkeit nahezu bei jeder Sportart gefördert werden, insbesondere aber natürlich bei Sportarten, wo es um Schnelligkeit geht. Dazu gehören nicht nur Schifahren und Tennis, sondern auch nicht so belastende Sportarten wie Tischtennis oder Federball. Gerade die beiden letztgenannten werden häufig bezüglich ihrer Wirksamkeit unterschätzt. Beide Sportarten führen bei richtiger Ausübung sowohl zu einer guten Förderung der Ausdauer als auch insbesondere zu einer Verbesserung der Auge-Hand-Koordination und fördern so neben dem Reaktionsvermögen die Geschicklichkeit und die motorischen Fähigkeiten.

Sport – geistige Fitness

Bereits in der römischen Kultur war bekannt, dass ein gesunder Geist nur in einem gesunden Körper wohnen kann. Deswegen wurde bereits in der römischen Kultur darauf geachtet, dass alle Gelehrten ausreichend körperliche Ertüchtigung betreiben. Diese damals auf Beobachtungen fußende Erkenntnis ist mittlerweile durch zahlreiche wissenschaftliche Studien belegt worden. So konnten Untersuchungen in den Vereinigten Staaten klar zeigen, dass Personen mittleren und höheren Alters, welche regelmäßig Sport betreiben, in puncto Gedächtnisleistungen deutlich besser abschneiden.

Die Erklärungen dafür sind vielfältig: Einerseits werden im Kapitel Kinesiologie sowohl das Zusammenspiel der rechten und linken Hirnhälfte als auch die Zusammenhänge zwischen koordinativen Bewegungen und geistigen Funktionen ausführlich beschrieben. Andererseits sorgt natürlich der Sport für eine bessere Gefäßfunktion und somit für eine bessere Durchblutung des Gewebes. Da gerade das Gehirn am meisten Sauerstoff von allen Organen benötigt, führt der regelmäßige Sport über die verbesserte Gefäßsituation zu einer besseren Durchblutung und damit direkt zu einer optimaleren Anreicherung der Gehirnzellen mit Sauerstoff und Botenstoffen. Die bessere Durchblutung ist nicht nur durch den direkten Effekt an den Gefäßen verursacht, sondern vor allem auch über den sekundären Effekt, dass regelmäßige körperliche Bewegung Blutfette und Blutzucker im Körper vermindert. Beides sind Risikofaktoren für Arteriosklerose und damit schlechte Durchblutung.

Neben diesen direkten Auswirkungen von Sport auf Durchblutung und Gehirn sind aber zahlreiche weitere Zusammenhänge entscheidend. So konnte vielfach nachgewiesen werden, dass die Durchführung von Sportarten nachhaltig die Stimmungslage verbessert und durch die Verbesserung der Stimmung auch unmittelbar zahlreiche Gehirnfunktionen, vor allem Gedächtnis, Aufmerksamkeit und Konzentration. Die Verbesserung der Stimmungslage ist einerseits bedingt durch die beim Sport ausgeschütteten Botenstoffe – hauptsächlich Adrenalin und Noradrenalin –, welche im Rahmen von anstrengenden körperlichen Leistungen freigesetzt werden.

Hinzu kommen aber auch das persönliche und soziale Erfolgserlebnis einer bewältigten Leistung, einer erfolgreichen Überwindung zur Durchführung von Sport sowie die Begleitumstände des Aufbaus neuer sozialer Kontakte und der verbesserten Stellenwert in unserer Gesellschaft, da sportliche Betätigung mit Leistung verbunden ist und Leistung einen hohen sozialen Stellenwert hat.

Generell gibt es keine Empfehlungen, welche Sportart besonders günstig ist, da dies sehr von den individuellen Gewohnheiten abhängig ist. Natürlich haben Sportarten, welche sowohl Ausdauer als auch Koordination verbessern und gleichzeitig in Gemeinschaft mit anderen Menschen durchgeführt werden, einen besonders hohen Effekt bezüglich seelischer und geistiger Funktion.

Zusammenfassend ist festzuhalten: Ein fittes Gedächtnis benötigt neben gesunder Ernährung und gesundem Lebensstil auch ausreichend körperliche Bewegung, welches nachhaltig sowohl zu einer Verbesserung der Stimmung als auch insbesondere zu einer verbesserten Gedächtnisfunktion führt. Gleichgültig ob Ausdauersport, Kraftsport oder Gymnastik – die Regelmäßigkeit sowie der Spaßfaktor sind entscheidend für den Erfolg.

Fit im Kopf durch Kinesiologie*

Kinesiologie ist eine ganzheitliche Behandlungsmethode und eine Selbsthilfemethode für Erwachsene und Kinder. Da die Ursache von Gedächtnisstörungen häufig durch ein seelisches Ungleichgewicht und ein Übermaß an Stress bedingt ist, eignen sich bestimmte kinesiologische Methoden und Selbstübungen hervorragend zur Behandlung von Gedächtnisstörungen und Konzentrationsschwierigkeiten.

Kinesiologische Übungen haben noch zusätzlich ein vielseitiges Einsatzgebiet:

- Sie aktivieren Selbstheilungskräfte,
- steigern die Konzentration,
- unterstützen bei Lernschwierigkeiten,
- helfen Stress zu bewältigen,
- stabilisieren die Gesundheit,
- sind hilfreich in schwierigen Lebenssituationen.

* DGKS Regina Bachlechner

Kinesiologie behandelt zwar keine Krankheiten, kann jedoch Ungleichgewichte im Körper nachhaltig korrigieren und so die Gesundheit fördern.

Das Wort Kinesiologie stammt aus dem Griechischen, wobei »Kinesis« Bewegung bedeutet und das Wort »Logos« die Lehre. Es handelt sich bei der Kinesiologie also um die Lehre von Bewegungsabläufen. Das bedeutet, dass die Kinesiologie gestörte Bewegungsabläufe im Körper aufspürt und mit dem kinesiologischen Muskeltest den optimalen Weg auslotet, um wieder ins Gleichgewicht zu kommen.

Kinesiologie ist eine nebenwirkungsfreie Möglichkeit, das energetische System des Menschen ins Gleichgewicht zu bringen um so eine erhöhte geistige und körperliche Leistungsfähigkeit sowie ein verbessertes Wohlbefinden zu erreichen.

Was ist Kinesiologie?

Kinesiologie ist eine körpereigene Feedback-Methode, mit deren Hilfe die unterschiedlichsten Störungen der körperlichen, geistigen und seelischen Energiezustände erkannt werden und durch eine Vielzahl von Korrekturmöglichkeiten wieder harmonisiert werden können.

Der diagnostische Muskeltest steht im Mittelpunkt der Kinesiologie. Da die Muskeln des menschlichen Körpers in direkter Verbindung zu den Meridianen und den verschiedenen Organen stehen, können Störungen im Rahmen des Muskeltests erkannt werden. Der Muskeltest gibt keine Auskunft über den Zustand der Muskulatur, sondern über den Gesundheitszustand des Organismus. Diese komplizierten Vorgänge können durch ein einfaches Beispiel erläutert werden: Wenn wir Angst haben oder erschreckt werden, ziehen wir automatisch den Kopf ein. Daran sind die Rückenstreckermuskeln beteiligt. Ängstliche Menschen haben typischerweise eine eingezogene Körperhaltung. Die Angst sitzt in ihrem Körper oft im Rückenmuskel. Eine kinesiologische Balancierung dieser Muskeln hat dann eine befreiende Wirkung auf die Angstgefühle. Der Muskeltest kann vor allem eingesetzt werden, um bestimmte Informationen abzufragen. Der Körper gibt, wenn man ihm in einer bestimmten Sprache Fragen stellt, sehr klare Antworten.

Das bedeutet, dass wenn in einem bestimmten Bereich ein Ungleichgewicht besteht, der jeweils getestete Muskel schwach reagiert. Danach können in einer kinesiologischen Sitzung durch geeignete Behandlungsschritte Strategien entwickelt werden, um die Störung zunächst zu erkennen und durch spezifische Übungen und Maßnahmen wieder Gleichgewicht in Organzustände und Meridiane zu bringen.

Mit der Kinesiologie kann also eine Vielzahl von Störungsfeldern im Körper erkannt werden. Danach kann über die Harmonisierung

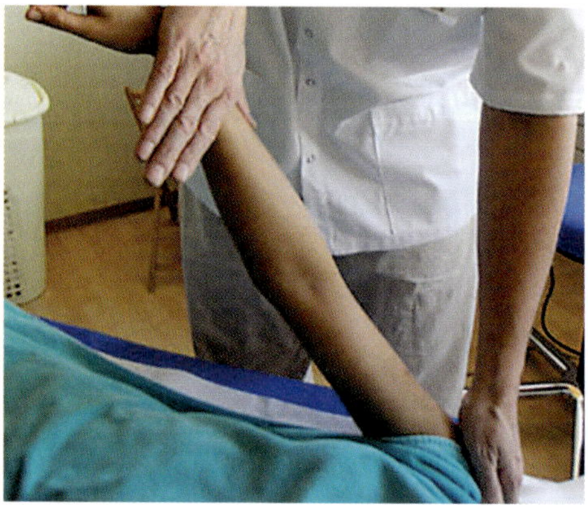

der Meridianenergien durch die Korrektur und das Lösen emotionaler Stressmuster eine umfassende Behandlung erfolgen.

Geschichte der Kinesiologie

Der Muskeltest wurde bereits vor über 2000 Jahren vom griechischen Arzt Hippokrates verwendet. Gründer der modernen Kinesiologie ist der amerikanische Chiropraktiker George Goodheart. Er entwickelte eine Methode, die auf einer Kombination anerkannter Methoden wie Chiropraktik, Akupunktur, Naturheilkunde, Osteopathie, Craniosacrale Therapie und Ernährungslehre beruht. Die Symbiose dieser Methoden und die zahlreichen eigenen Erfahrungen in der Arbeit mit seinen Klienten führte 1964 zur Bezeichnung »angewandte Kinesiologie«. Auf dieser Basis entwickelten sich im Laufe der nächsten Jahre noch zahlreiche weitere spezielle Formen der Kinesiologie.

Gerade für die Förderung der Hirnleistungen eignet sich die Methode von Dr. Dennison, nämlich »Brain-Gym« (Gehirngymnastik, siehe Seite 90) besonders gut. Dr. Paul Dennison, der Begründer der EDU-Kinestetik entwickelte Übungen, die das Lernen fördern. Diese Übungen haben zum Ziel, unter Einbeziehung von heilpädagogischen Kenntnissen und kinesiologischen Methoden sowohl das Lernen zu erleichtern als auch das Gedächtnis zu verbessern.

»Bewegung ist das Tor zum Lernen«
Zitat: Dr. Paul Dennison

Nebenwirkungen und Unverträglichkeiten

Es gibt keine Nebenwirkungen und Unverträglichkeiten. Durch gezielte Bewegungen oder durch Aktivieren von bestimmten neurovaskulären oder neurolymphatischen Punkten kann es vorübergehend zu einer Müdigkeit kommen.

Das heißt, dass die Energie bestimmter Bereiche im Körper stimuliert wurde, die schon lange unterversorgt waren. Wichtig: konsequent weiterüben, um die Leere aufzufüllen und aufzuladen!

Verspüren Sie eine Abneigung gegen eine Übung, dann sollten Sie erst recht motiviert sein weiterzuüben, da Sie gerade diese Übung wieder in Balance – »in Ihre Mitte« – bringt.

Das Wissen um die Übungen allein bringt noch keinen Erfolg. Wichtige Voraussetzung: Regelmäßiges Üben – das verbessert viele Lebensbereiche.

Das Schöne an den Übungen ist: Sie sind einfach und ohne Hilfsmittel anzuwenden.

Die drei Säulen der Gesundheit

Die drei Säulen der Gesundheit – Körper, Geist und Seele – sollen im Gleichgewicht, in Harmonie miteinander sein. Oft kostet es zu viel Kraft um den Aufgaben, die das Leben stellt, gerecht zu werden.

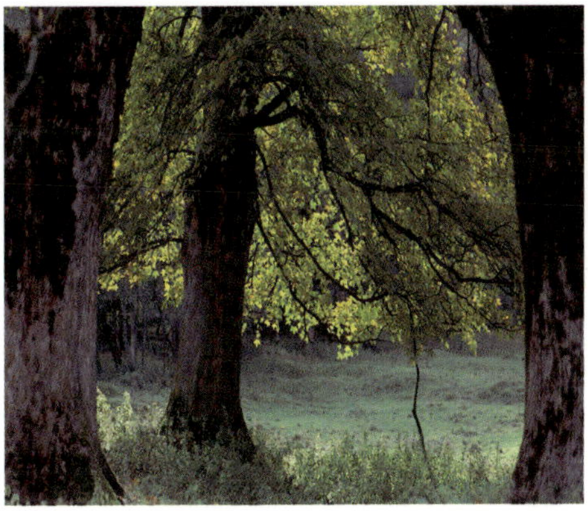

Lang andauernde, intensive Stresszustände wirken sich in Folge auf die Gesundheit und Lebensenergie aus, machen mürbe und belasten mit der Zeit auch zwischenmenschliche Beziehungen.

Die Grenzen der Belastbarkeit sind erreicht, die Entspannungsphasen fallen aus, die Erschöpfung nimmt zu. Der niedrige Energiepegel schwächt das Immunsystem, es kommt zu körperlichen, seelischen und geistigen Symptomen.

Die drei Säulen der Gesundheit sind nicht voneinander trennbar. Jede Störung eines einzelnen Teilbereichs führt zwangsläufig auch zu Störungen der beiden anderen Teilbereiche.

Ein gesundes, zufriedenes Leben entsteht durch eine harmonische Einheit von Körper, Geist und Seele. Kinesiologische Übungen unterstützen wesentlich den Tagesrhythmus und sind eine wertvolle Hilfe in schwierigen Situationen.

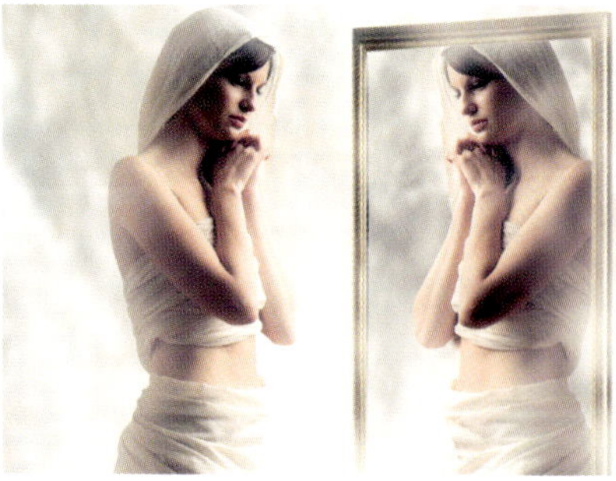

Stresssymptome und Erkrankungen:

- Antriebslosigkeit
- Lustlosigkeit
- Gedächtnisstörungen, Konzentrationsschwierigkeiten
- Wirbelsäulenschmerzen, Verspannungen
- Übergewicht
- Schlafstörungen
- Burn-out
- Herzinfarkt
- Schlaganfall
- Depression

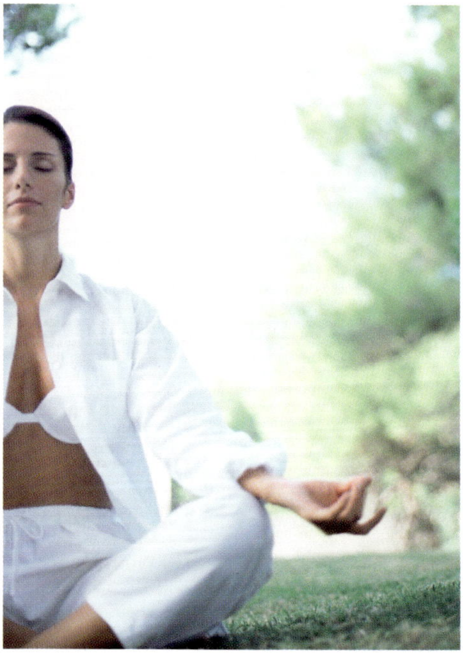

Gehirn und Stress

Das menschliche Gehirn verfügt über zwei Gehirnhälften. Bei den meisten Menschen ist die linke Gehirnhälfte für das logische Denken verantwortlich, also für Sprache, Strukturen, Zahlen, analytisches Denken, Zeitgefühl, für die Umsetzung von Informationen und Ähnliches.

Die rechte Gehirnhälfte ist üblicherweise für Gefühle, Intuitionen, Kreativität, Ideen, für das räumliche Denken und für den Überblick zuständig. Ausnahmen können immer wieder bei Linkshändern beobachtet werden.

In Stresszuständen ist die Verbindung zwischen der linken und rechten Hemisphäre (Hirnhälfte) gestört. Das bedeutet, wenn die linke Hemisphäre in Stresszeiten nicht verfügbar ist, ist der Zugang zum logischen Denken blockiert. Der Mensch neigt in dieser Situation dazu, den Kopf in den Sand zu stecken, weil er momentan keine Lösung findet.

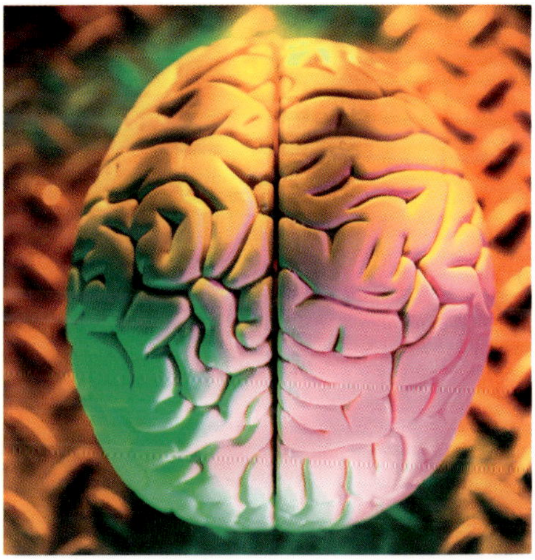

Wenn die rechte Hemisphäre »abschaltet« bedeutet das, dass die Fähigkeiten der rechten Gehirnhälfte nicht zur Verfügung stehen. Es fehlt der Überblick, die Idee, Gefühle usw. Dadurch steht sachliches, intellektuelles Handeln im Vordergrund.

Um Stresszustände gut zu bewältigen und um eine befriedigende Lösung zu finden, um kreativ und lebendig zu sein, brauchen wir beide Hemisphären, den logischen Verstand sowie Gefühl und Fantasie.

Wie reagieren Sie unter Stress?

Mit kinesiologischen Übungen kann auch in Stressphasen die Verbindung zu beiden Hirnhälften aufrechterhalten werden.

Ein gutes Zusammenspiel beider Gehirnhälften ermöglicht den Zugang zum gesamten geistigen und kreativen Potential, das zur Verfügung steht.

Merke

Für das optimale Einsetzen unserer gesamten Hirnleistung ist notwendig:

- eine positive Einstellung,
- Freude am Lernen,
- Offenheit für Neues,
- gesunde Ernährung,
- ausreichend Flüssigkeit,
- eine Atmosphäre des Wohlbefindens und der Ruhe.

Durch gezielte Übungen – »Gehirngymnastik« – werden beide Gehirnhälften in Schwung gehalten. Ruhe und Ausgeglichenheit stellen sich ein, die Motivation steigert sich, und vieles fällt leichter.

Kinesiologische Übungen für gesteigerte geistige Leistungsfähigkeit

Führen Sie die Übungen nur so weit durch, soweit Sie Ihnen keine Probleme oder Schmerzen bereiten. Die Anwendung der Übungen liegt in Ihrer Eigenverantwortung. Das zusammengestellte Programm kann

Ihnen durch die Einzelübungen oder als Gesamtes eine Unterstützung zur Selbsthilfe sein. Um einen anhaltenden Erfolg zu erzielen, sollten Sie die Übungen über einen längeren Zeitraum regelmäßig durchführen. Die Einzelübungen sind auch als rasche Hilfe im »Notfall« sehr hilfreich.

Wasser trinken

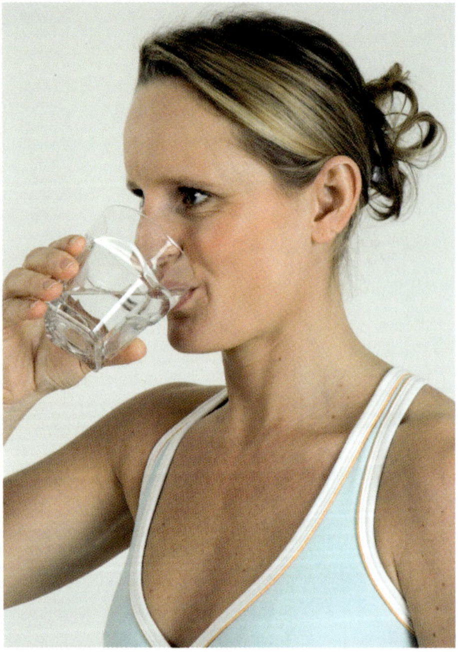

Ein Glas Wasser fördert sofort die Denk- und Merkfähigkeit. Wenn Sie zum Beispiel in einem Gespräch plötzlich den Faden verlieren, dann trinken Sie ein Glas Wasser. Die Kommunikation der Zellen in unserem Körper erfolgt über die Zellflüssigkeit, diese wird durch Wasser unterstützt und hilft dem Körper, die Balance zu halten.

Der Körper kann am besten kleine Mengen aufnehmen, das heißt: häufig und regelmäßig trinken!

Zentrierungsübung

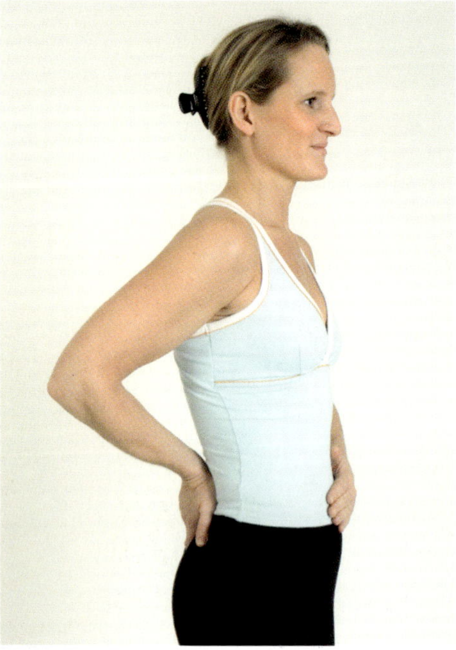

Diese Übung ist eine Geste der Zentrierung – sich in die Mitte bringen und den Herausforderungen im Leben begegnen. Wir alle brauchen bei unseren Tätigkeiten und Handlungen Boden unter den Füßen.

Durch das Massieren kann die Rückenmarksflüssigkeit energetisiert werden, somit kommen wir schnell zu Energie und fühlen uns erfrischt.

- Legen Sie die Hand auf den Bauchnabel.
- Massieren Sie nun mit der anderen Hand Ihr Steißbein.
- Atmen sie ruhig und tief ein und aus.
- Die Punkte können gehalten oder massiert werden, bis zu 2 Minuten oder länger.
- Wechseln Sie die Hände und wiederholen Sie die Übung.

Gehirnpunkte massieren

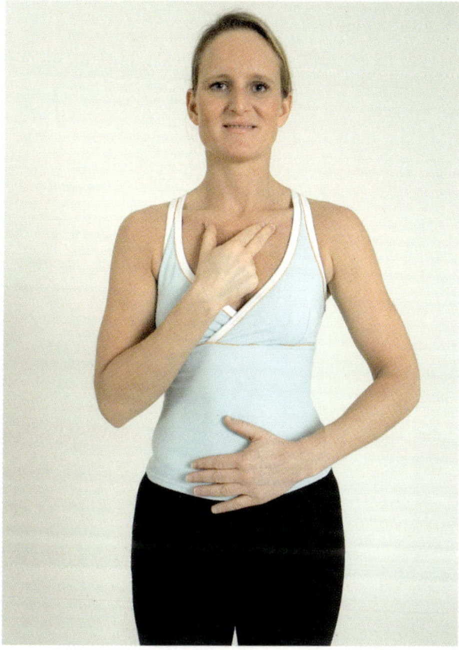

Kennen sie das Gefühl? Alles wird zu viel, das Arbeiten bereitet große Mühe und Probleme scheinen unüberwindbar, Sie können nicht mehr klar denken? Durch die Massage der Hirnknöpfe, der Endpunkte des Nierenmeridians »Niere 27«, wird das Gehirn in kürzester Zeit mit Blut und Sauerstoff versorgt. Dadurch werden beide Gehirnhälften aktiviert.

Die Punkte können anfangs beim Massieren etwas schmerz- und druckempfindlich sein. Weiterüben!

Die Übung kann im Stehen oder Sitzen durchgeführt werden:

- Legen Sie die linke Hand flach auf den Bauchnabel.
- Reiben Sie mit Zeige,- Mittelfinger und Daumen der anderen Hand die weichen Stellen rechts und links neben dem Brustbein direkt unterhalb der Schlüsselbeine.
- Massieren Sie die Energiepunkte 1 bis 2 Minuten, Sie können aber auch länger aktiviert werden.
- Wechseln Sie dann die Hände und wiederholen Sie die Übung.

Einschaltübung

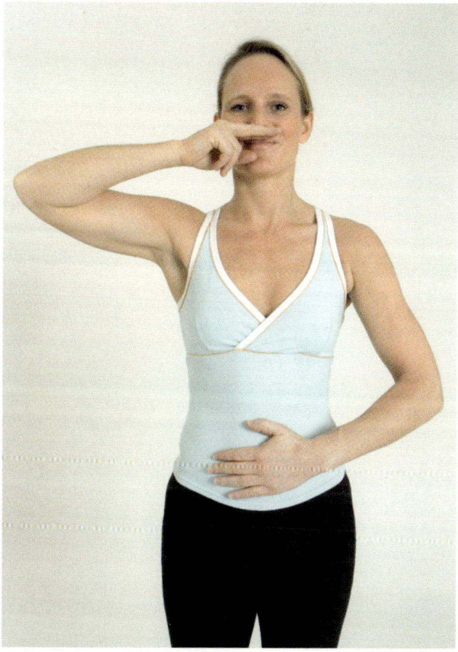

Die Übung »zum Einschalten« ermöglicht die Steigerung der Aufmerksamkeit und Motivation. Es fällt Ihnen leichter, Entscheidungen zu treffen:

- Finden Sie eine angenehme Stehposition.
- Legen Sie zwei Finger zwischen Oberlippe und Nase.
- Daumen unterhalb der Unterlippe positionieren.

- Die Punkte können 30 Sekunden bis 2 Minuten gehalten oder massiert werden, wenn Sie das Bedürfnis haben auch länger.

Tipp: Während der Übung können Sie den Blick von oben nach unten gleiten lassen, das verhilft Ihnen zu einem verbesserten Nah- und Fernsehen.

Diese Fähigkeit brauchen wir zum Beispiel, um von der Tafel oder anderen Präsentationsmitteln abschreiben zu können.

Cook-Übung

Die Cook-Übung ist sehr hilfreich, um Stress abzubauen. Sie bringt blockierte Energie im Körper wieder zum Fließen. Beide Gehirnhälften werden zentriert und balanciert, dadurch steigern sich Merkfähigkeit, Vitalität, Abgrenzungsfähigkeit und Wahrnehmungsfähigkeit.

Teil 1

Diese Übung kann im Stehen oder Sitzen durchgeführt werden:

- Legen Sie den linken Fußknöchel über den rechten.
- Strecken Sie die Arme nach vorne aus.
- Legen Sie das rechte Handgelenk über das linke.
- Drehen Sie die Hände zueinander (so dass sich die Handflächen anschauen).
- Verschränken Sie die Finger ineinander.
- Drehen die Hände nach unten, nach innen und dann nach oben vor die Brust.
- Drücken Sie beim Einatmen die Zunge gegen Ihren Gaumen.
- Beim Ausatmen lassen Sie die Zunge wieder locker.
- Schließen Sie die Augen, entspannen Sie sich und bleiben Sie in dieser Übung, solange es Ihnen angenehm ist.

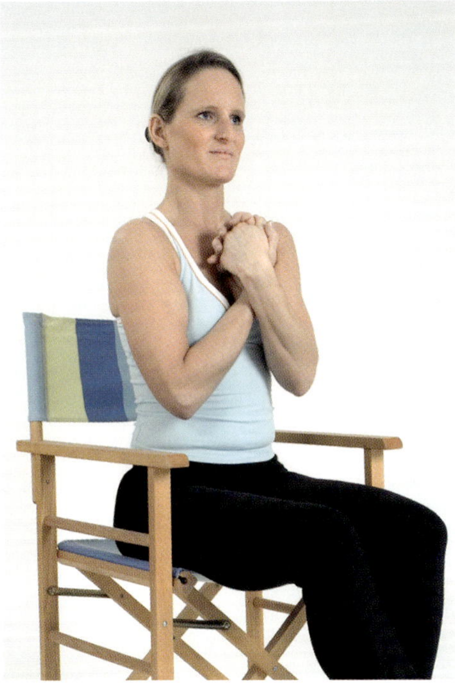

Teil 2

- Stellen Sie Ihre Füße im Sitzen oder Stehen wieder nebeneinander auf den Boden.
- Führen Sie die Fingerspitzen beider Hände langsam und bewusst vor Ihrem Brustbereich zusammen.
- Visualisieren Sie in Ihren Händen beide Gehirnhälften als Einheit.
- Atmen Sie tief und ruhig durch.
- Entspannen Sie sich und bleiben Sie so lange in dieser Position, wie es ihnen angenehm ist.

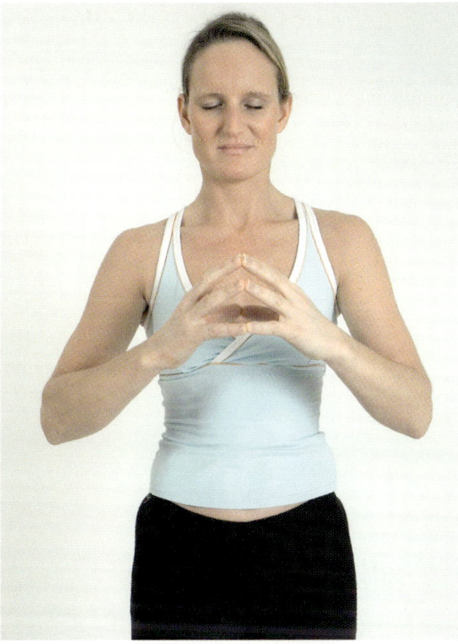

Eule

Die Eule hilft Ihnen den Schultergürtel zu entspannen, und da die Muskeln des Schultergürtels mit der Lunge in Verbindung stehen, wird die Atmung aktiviert.

Danach fällt es Ihnen wieder leichter sich zu konzentrieren.

- Mit der rechten Hand drücken Sie sanft den Trapezmuskel der linken Körperseite zusammen.
- Einatmen.
- Das Ausatmen erfolgt, während Sie den Kopf nach links drehen und wie eine Eule über Ihre Schulter schauen.
- Einatmen und den Kopf wieder nach vorne drehen.
- Beim nächsten Ausatmen drehen Sie den Kopf über die rechte Körperseite und schauen über die Schulter.
- Einatmen und den Kopf nach vorne drehen.
- Beim Ausatmen drücken Sie sanft das Kinn zur Brust.
- Wiederholen Sie die Eule 4- bis 8-mal und wechseln Sie die Seite.

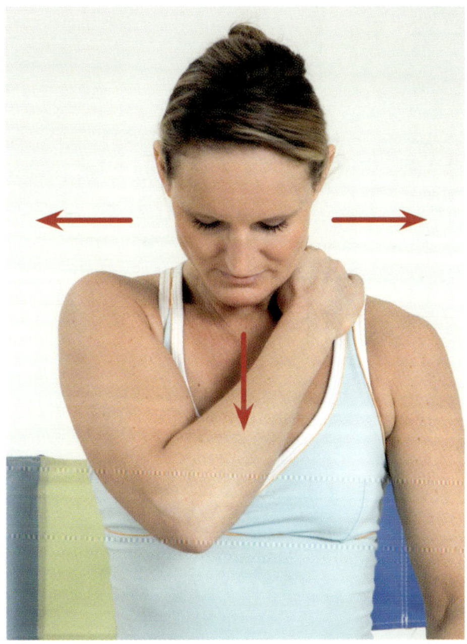

Wechselatmung

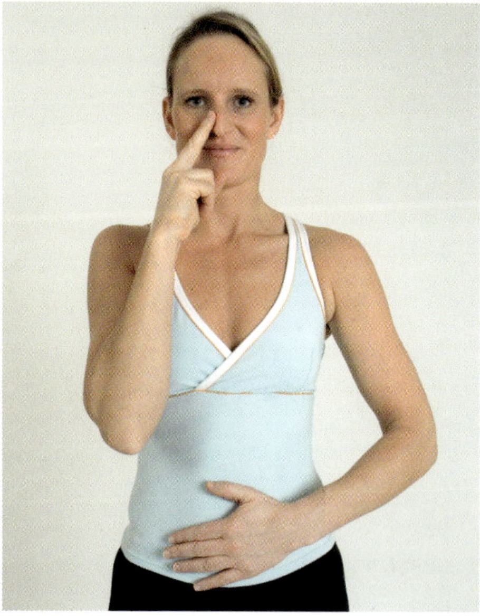

Durch die Wechselatmung wird das Zusammenspiel beider Gehirnhälften gefördert und ins Gleichgewicht gebracht. Innere Ruhe stellt sich ein und es kommt zur Konzentrationssteigerung.

- Bringen Sie sich in eine angenehme Steh- oder Sitzposition.
- Legen Sie die Zunge an den Gaumen.
- Ein Nasenloch zuhalten – einatmen – loslassen.
- Beim Ausatmen das andere Nasenloch zuhalten.
- 3-mal wiederholen, dann wechseln.
- Jetzt wird durch das Nasenloch eingeatmet, durch das Sie vorher ausgeatmet haben.
- Ausatmen durch das Nasenloch, durch welches Sie vorher eingeatmet haben.
- Wiederholen Sie die Übung 3-mal.

Achten Sie auf eine tiefe Atmung. Die Bauchdecke soll sich bei jeder Atmung heben und senken – »Zwerchfellatmung!«

Überkreuzbewegungen

Überkreuzbewegungen nach vorne

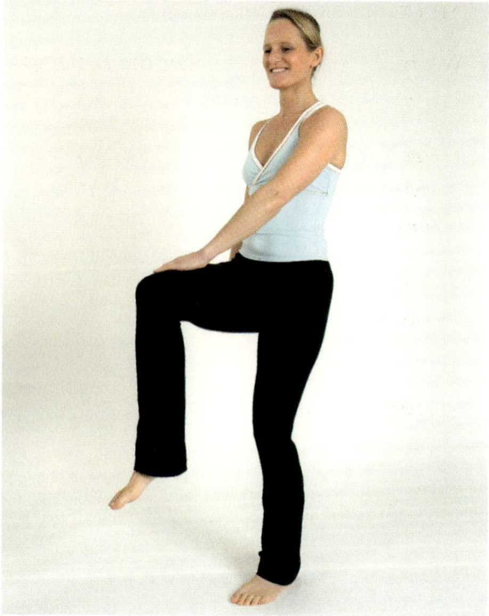

Überkreuzbewegungen fördern das Zusammenspiel der rechten und linken Gehirnhälfte. Die Denk- und Merkfähigkeit wird erhöht. Das Lernen, Lesen, Zuhören, Verarbeiten und Umsetzen von Informationen fällt Ihnen leichter.

Hinweis: Sind die Überkreuzbewegungen für Sie ein neues Bewegungsmuster? Vielen Menschen fallen Überkreuzbewegungen sehr schwer, da sie völlig neue Bewegungsmuster für den Körper darstellen.

Beginnen Sie mit den Übungen langsam, bewusst, und versuchen Sie entspannt zu bleiben. Es kann auch sehr hilfreich sein, sich bei den Bewegungen unterstützen zu lassen.

Sollte Ihnen anfangs die Übung im Stehen nicht gelingen, kann sie auch am Boden liegend durchgeführt werden.

- Nehmen Sie eine angenehme, lockere Stehposition ein.
- Bringen Sie gleichzeitig den linken Arm zum rechten Knie und danach den rechten Arm zum linken Knie.
- Wechseln Sie immer wieder die Seite und finden Sie Ihren eigenen Rhythmus.
- Je nach Kondition können Sie sich auch zu Musik schneller und beschwingter im Überkreuzmuster bewegen.
- Mindestens 20- bis 30-mal oder 2 bis 6 Minuten täglich.

Überkreuzbewegungen zur Seite

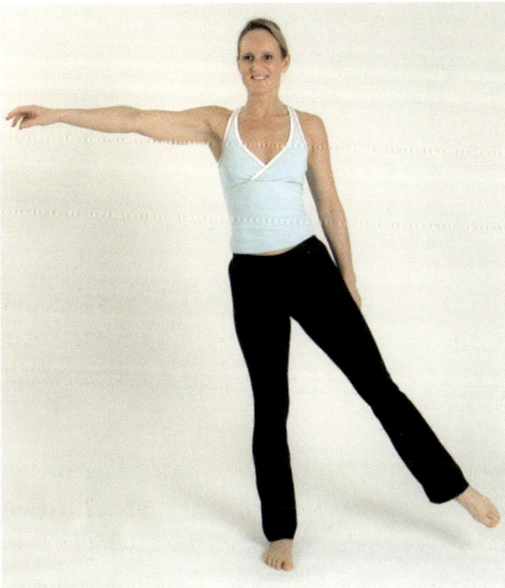

- Heben Sie den rechten Arm nach rechts und das linke Bein nach links.
- Wechseln Sie locker und entspannt die Seiten.

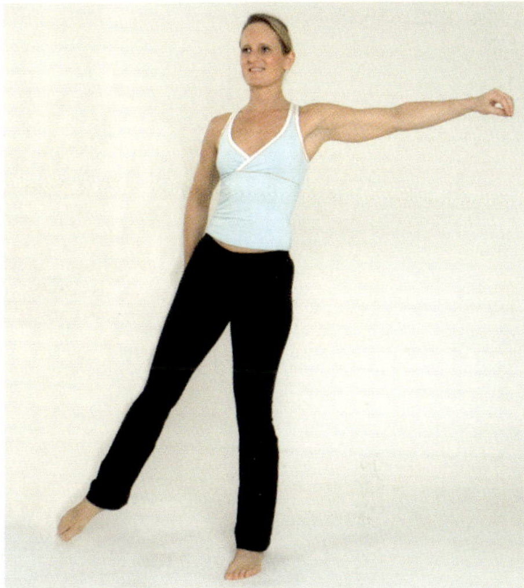

- Bewegen Sie Ihre Arme und Beine so hoch es ihnen möglich ist
- Mindestens 20- bis 30-mal täglich.

Überkreuzbewegungen nach hinten

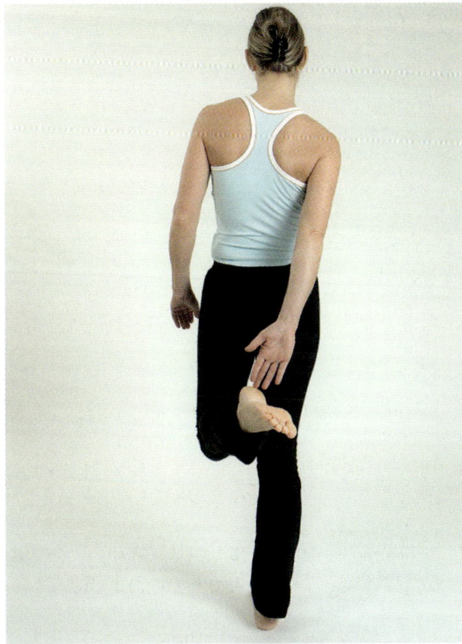

- Bringen Sie den rechten Arm zur linken Ferse, dann
- den linken Arm zur rechten Ferse,
- wechseln Sie immer wieder die Seiten und versuchen Sie die Ferse zu berühren.
- Anfangs kann Ihnen das Berühren der Ferse noch Schwierigkeiten bereiten. Kein Problem – üben Sie einfach weiter!

Ohrenmassage: »Denkmütze«

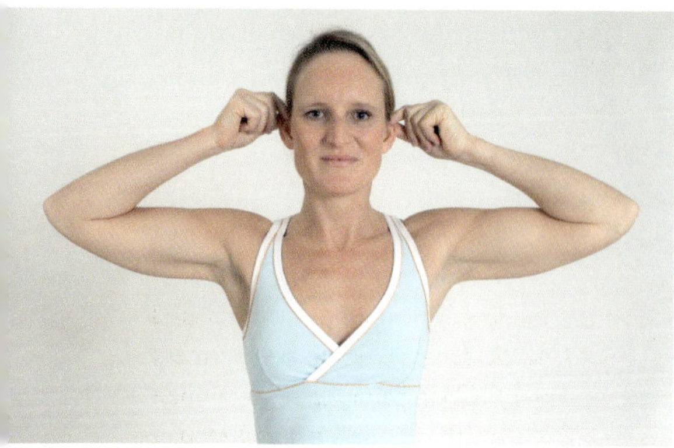

Die Ohrenmassage fördert die Konzentration und erhöht den Energiefluss im gesamten Körper. Es fällt Ihnen durch diese Übung leichter, bei Gesprächen zuzuhören, und auch das Hörvermögen steigert sich.

- Wählen Sie eine angenehme Sitz-, Steh- oder Liegeposition.
- Massieren Sie beide Ohren gleichzeitig.
- Entfalten Sie ihre Ohren!
- Legen Sie den Daumen vor dem Zeige- und Mittelfinger hinter das Ohr.
- Ziehen Sie Ihre Ohren sanft nach hinten.
- Massieren Sie von oben nach unten bis zum Ohrläppchen.
- Drehen Sie beim Massieren den Ohrenrand nach außen.
- Ziehen Sie am Ohrläppchen.
- Wiederholen Sie die »Denkmütze« mindestens 5- bis 15-mal.

Massieren Sie Ihre Ohren kräftig durch, so dass sie gut durchblutet und warm sind.

Liegende Acht

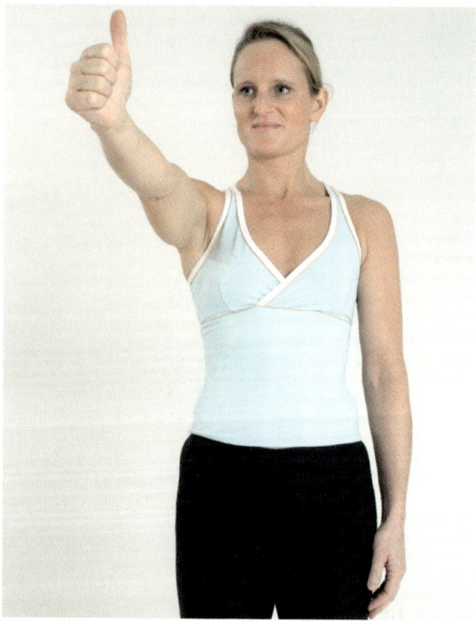

Die liegende Acht fördert wiederum das Zusammenspiel der rechten und linken Gehirnhälfte und verbessert auch das Gleichgewicht und die Koordination. Diese Übung stärkt alle Blickrichtungen, erweitert das Sehfeld, die Aufmerksamkeit, die mentale Aktivität, die Lese- und Schreibfähigkeit.

- Von der Mitte ausgehend nach oben: Malen Sie mit dem ausgestreckten Arm eine liegende Acht, »das Unendlichkeitszeichen« in die Luft.

- Halten Sie den Kopf so ruhig wie möglich.
- Folgen Sie mit den Augen Ihrer Hand, dem aufgestellten Daumen.
- Üben Sie 15-mal mit dem rechten Arm.
- Anschließend 15-mal mit dem linken Arm.
- Danach 15-mal mit beiden Armen gleichzeitig. Die Handflächen berühren sich.

An ein X denken

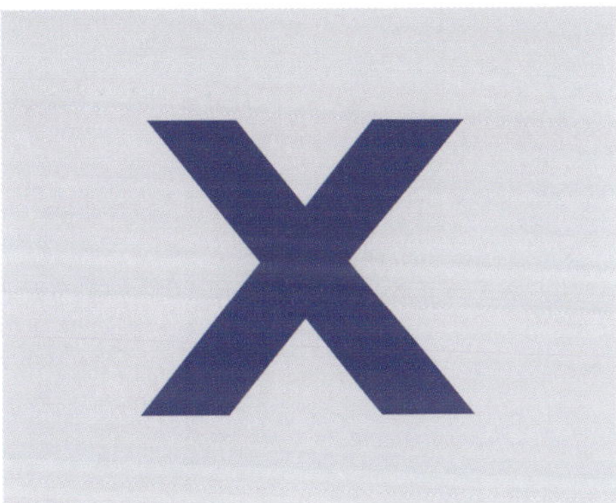

Beide Gehirnhälften werden durch das Denken an ein X verbunden. Das X steht für die Körpermittellinienüberquerung, das bedeutet, dass die rechte und linke Gehirnhälfte und die rechte und linke Körperseite verbunden werden. Die Koordination des gesamten Gehirns und Körpers wird unterstützt. So bleiben Sie in Höchstform.

Verspannungen lösen

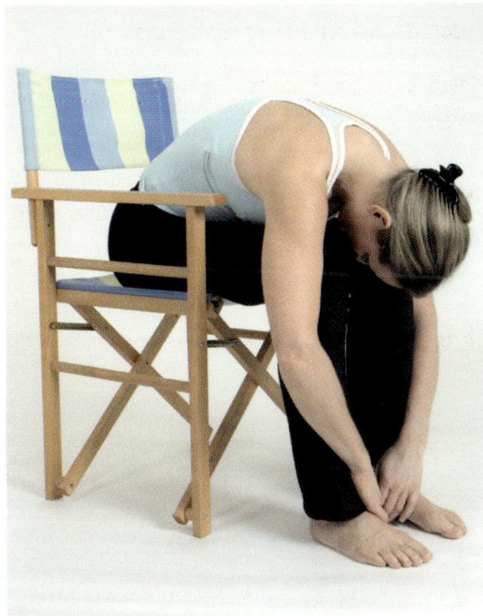

Wenn Sie lange am Computer arbeiten und spüren, dass die Konzentration immer mehr nachlässt und die Verspannungen zunehmen, dann erfrischen Sie sich durch eine Entspannungsübung. Die Blutzufuhr ins Gehirn wird wiederhergestellt und fördert dadurch die Konzentration.

- Setzen Sie sich bequem hin.
- Achten Sie auf eine regelmäßige, tiefe Atmung.
- Beugen Sie sich langsam nach vorne und lassen Sie sanft die Arme seitlich von Ihrem Körper fallen.
- Atmen Sie ruhig weiter.
- Bleiben Sie in der Übung, solange sie Ihnen angenehm ist
- Gehen Sie wieder in eine angenehme Sitzposition zurück und wiederholen Sie die Übung.

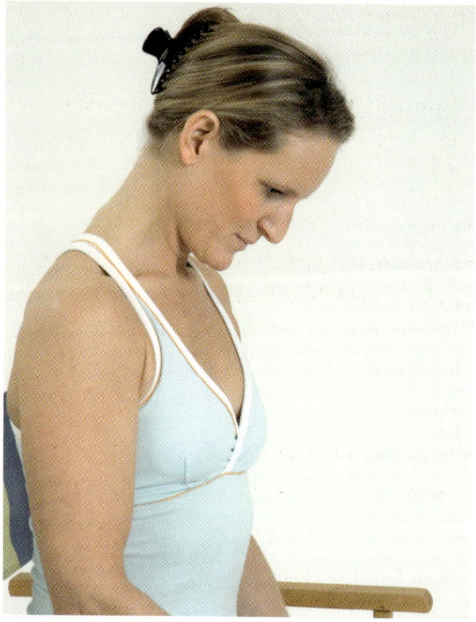

Nackenrollen

Nackenrollen helfen verspannte Muskeln im Nackenbereich zu lockern und beugen Kopfschmerzen vor. Die Nackenrollen bewirken durch ihre Rechts-Links-Bewegung eine Verbesserung der Lesefähigkeit.

- Nehmen Sie eine angenehme Sitz- oder Stehposition ein.
- Beugen Sie den Kopf sanft nach vorne.
- Rollen Sie den Kopf langsam von der rechten Schulter zur linken.
- die Übung kann mit offenen oder geschlossenen Augen durchgeführt werden.

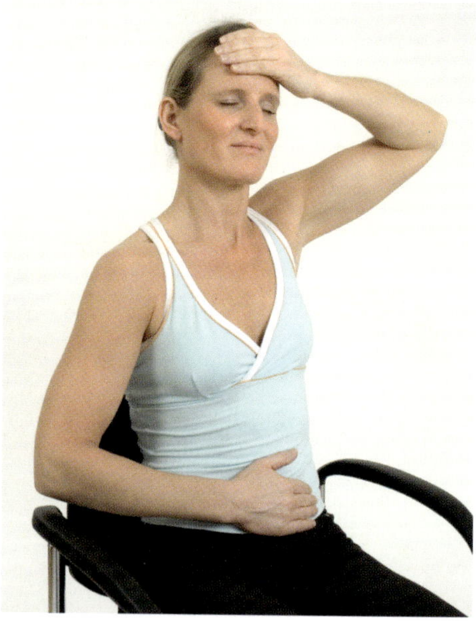

Positive Punkte

Durch das Berühren der positiven Punkte lösen Sie emotionalen Stress. Seelischer Ballast kann sofort abgeworfen werden.

Sie können sich durch diese Übung wirkungsvoll zentrieren und beruhigen.

Sehr hilfreich ist das Berühren der positiven Punkte vor Prüfungen, stressbesetzten Situationen, Besprechungen usw. Die positiven Punkte – die so genannten »Stirnbeinhöcker« – liegen in der Mitte von Augenbrauen und Haaransatz.

- Legen Sie Ihre Hände sanft auf den linken und rechten Stirnbeinhöcker.
- Berühren Sie die beiden Punkte 1 bis 3 Minuten lang bzw. solange es Ihnen angenehm ist.
- Schließen Sie die Augen, atmen Sie ruhig ein und aus.

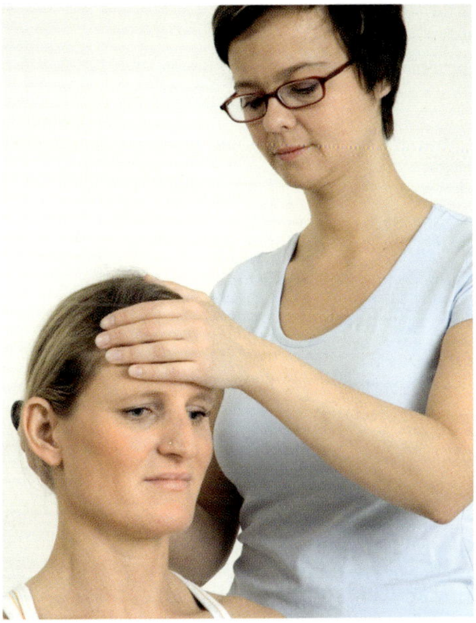

- Lassen Sie Ihre belastenden Gefühle und Gedanken vorbeiziehen.

Wenn Sie länger üben möchten, können Sie auch einen Partner zu Hilfe holen, der sanft die positiven Punkte berührt.

Mit der Zeit spüren Sie, wie Sie Stresssituationen erfolgreicher bewältigen.

Kopftraining mit memofit®

In diesem Buch finden Sie eine Demo-Version der CD-ROM memofit® Kopf.Training I.

memofit® Kopf.Training I besteht aus vier Übungen mit einer Vielzahl von Trainingsaufgaben, die gezielt bestimmte Funktionsbereiche von Gehirn und Gedächtnis trainieren. Weiters werden auf der CD-ROM Tipps und Informationen rund um das Thema Gehirn- und Gedächtnisleistung aufbereitet.

In der beigelegten Version können Sie die einzelnen Übungen in jeder der drei Schwierigkeitsstufen testen.

Eine Gesamtversion von memofit® Kopf. Training I mit den vier Übungen und einer Vielzahl von Übungssituationen wird im ausgewählten Buchhandel (Kneipp-Verlag) angeboten oder kann unter www.memofit.net oder beim Kneipp-Verlag bestellt werden.

memofit® – das Konzept

Die geistige Leistungsfähigkeit ist in allen Lebensbereichen wichtig. Durch Training der verschiedenen Gehirnfunktionen kann die Leistungsfähigkeit beeinflusst werden.

Trainiert werden müssen auch Funktionen wie Aufmerksamkeit, Konzentration, Geschwindigkeit der Informationsverarbeitung, sprachliche Fähigkeiten, Denken, Kurzzeitgedächtnis und Arbeitsgedächtnis.

Durch die Verwendung von Software kann das Training abwechslungsreich gestaltet werden. Der Nutzer wird laufend mit neuen Aufgabenstellungen konfrontiert.

Der gesamte Trainingsablauf wird interaktiv gestaltet und kann durch die Dokumentation der Ergebnisse über längere Zeiträume verglichen werden. Das memofit®-Konzept beruht auf drei wesentlichen Säulen:

- spielerisch wirksam

Mit Psychologen entwickelt. Alle Hirnleistungen werden wirksam trainiert. memofit® ist als spielerisches Training gestaltet – Üben soll auch Spaß machen.

- herausfordernd

Alle Übungen beginnen sehr einfach, mit jeder erreichten Stufe steigt der Schwierigkeitsgrad. memofit® bietet jedem das richtige Training.

- abwechslungsreich und motivierend

Am besten reagiert das Gehirn auf Neues. memofit®-Übungen überzeugen mit fein abgestuften Schwierigkeitsgraden und bieten tausende Übungssituationen – immer wieder neu. Die Ergebnisse zeigen unmittelbar den Leistungsfortschritt.

Mit memofit®-Übungen tun Sie sich etwas Gutes ...

Bereits nach kurzer Zeit regelmäßigen Übens werden Sie bemerken, dass sich Ihre geistige Leistungsfähigkeit steigert und dass sich Ihre Konzentrationsfähigkeit merklich verbessert.

Die Übungen sind so angelegt, dass ein möglichst breites Spektrum Ihrer geistigen Leistungsfähigkeit angesprochen wird.

Nur 10 Minuten täglich, und Sie können

- sich länger konzentrieren
- schneller reagieren
- rascher entscheiden
- kreativer denken

Anleitung

Bevor Sie nun mit den memofit® Kopf.Training-Übungen beginnen, noch eine kurze Anleitung:

Starten des Programms

Beenden Sie alle Programme. Sollte ein Bildschirmschoner aktiv sein, beenden Sie ihn durch das Bewegen der Maus. Legen Sie dann die CD-ROM memofit® Kopf.Training in das CD-ROM-Laufwerk ein.

Ihr CD-ROM-Laufwerk sollte das Programm automatisch starten und Sie können gleich mit den Übungen beginnen.

Wird auf Ihrem Computer der Internet Explorer 6.0 nicht verwendet, so wird er automatisch durch die CD-ROM installiert. Die Installation erfolgt weitgehend automatisch, bei einigen Schritten werden Eingaben von Ihnen gefordert, die jedoch genau erklärt werden.

Nach Fertigstellung der Installation wird der Computer automatisch neu gestartet. Bitte melden Sie sich anschließend wie gewohnt an Ihrem Computer an.

Für eine optimale Verwendung der CD-ROM sind bestimmte Systemvoraussetzungen zu erfüllen:

- PC mit CD-ROM- oder DVD-Laufwerk
- Software ab Version Windows 98
- 500 MHz Prozessor
- Mindestens 256 MB RAM Arbeitsspeicher

Bedienung des Programms

Die Flächen, die Sie mit dem Mausanzeiger berühren, reagieren: Sie verfärben sich. Ein einfaches Anklicken der gewünschten Felder führt Sie durch das Programm und zu den gewählten Übungen.

Die Übungen

Die Übungen stehen Ihnen in verschiedenen Schwierigkeitsstufen zur Verfügung und passen sich an Ihre individuelle Leistungsfähigkeit an. Damit ist garantiert, dass einerseits keine Überforderung auftritt und andererseits immer eine Herausforderung besteht.

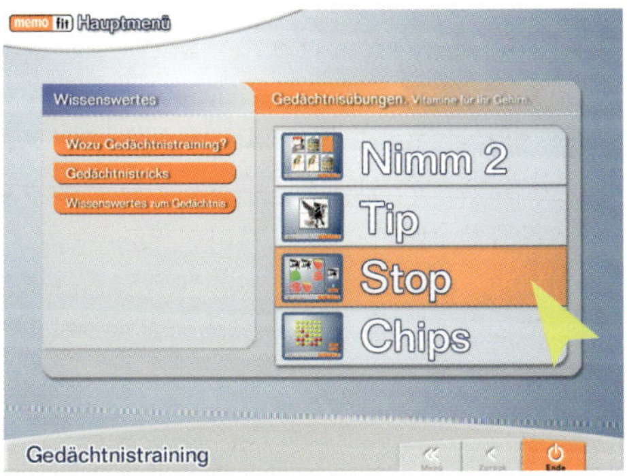

Nach Beenden einer Stufe wird ein Resultat angezeigt. Sie erhalten damit das Ergebnis Ihrer erzielten Leistung.

Nachfolgend werden die einzelnen Übungen beschrieben und erklärt:

Screen 1

Chips – trainiert die Geschwindigkeit der Informationsverarbeitung sowie die Reaktion.

Am Bildschirm werden Spielchips in roter und gelber Farbe angezeigt. Entscheiden Sie, welche Chipfarbe am häufigsten vorkommt und klicken Sie auf die Schaltfläche im rechten unteren Bereich.

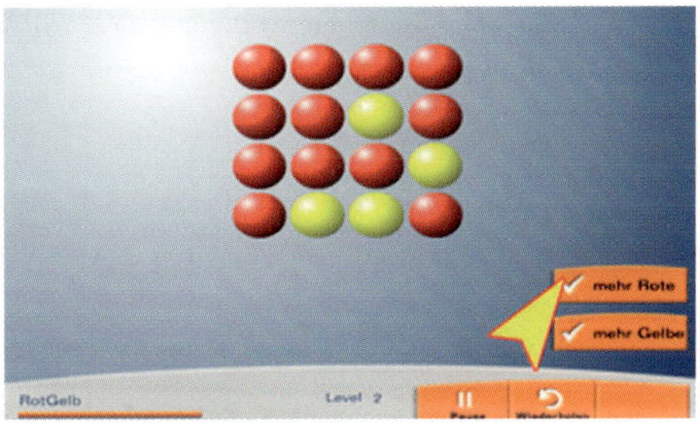

Screen 2

Nimm 2 – trainiert die Merkfähigkeit und die räumliche Zuordnung.

Ziel der Übung ist es, jeweils 2 gleiche Karten aufzudecken, bis alle Paare gefunden sind. Dies soll schnell und ohne Fehler erfolgen.

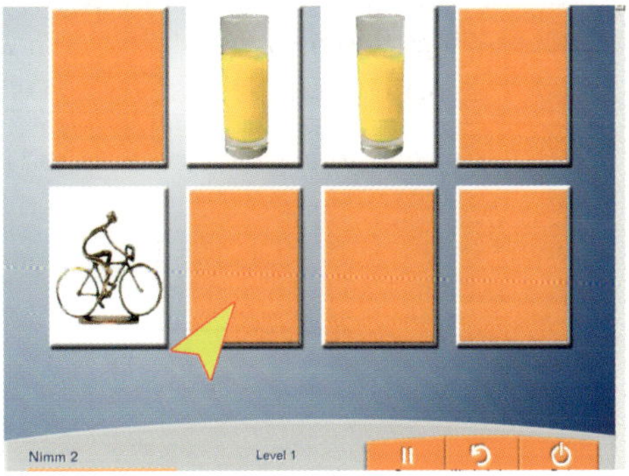

Screen 3

Tip – trainiert die Präzision der visuellen Wahrnehmung und das Kurzzeitgedächtnis.

Ein Bild erscheint zu Beginn der Übung und wird dann in Felder zerlegt. Jedes Feld enthält verschiedene Bildausschnitte, die durch Antippen wechseln. Ziel von Tip ist es, durch Antippen der Bildfelder das ursprünglich gezeigte Bild wiederherzustellen.

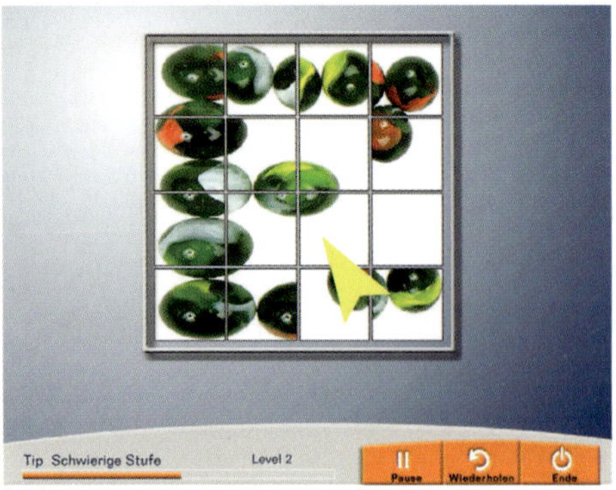

Screen 4

Stop – trainiert die Wahrnehmungs- und Auffassungsgeschwindigkeit sowie die Reaktion.

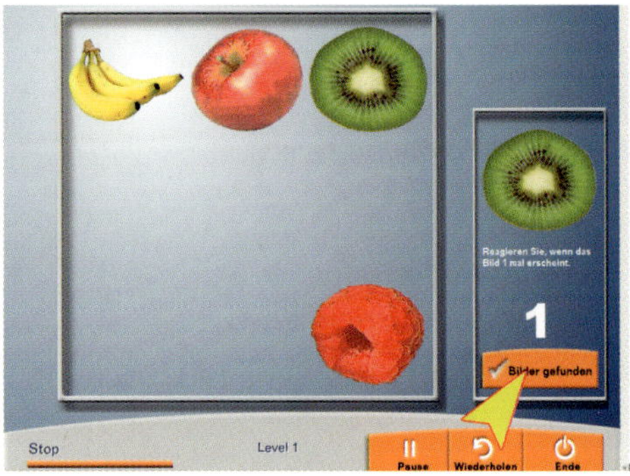

Ein Bild wird vorgegeben. Anschließend muss man bei einer Vielzahl von Bildern genau dann reagieren, wenn das vorgegebene Bild erscheint.

Viel Spaß mit den memofit® Kopf.Training-Übungen!

Weitere memofit®-Übungen, die auch ohne PC durchgeführt werden können, finden Sie im Anhang.

Informationen erhalten Sie bei:

Plejaden Communications GmbH & Co KG

Krottenseestraße 45
4810 Gmunden

Tel.: 0 76 12 / 90 03-45 02
Fax: 0 76 12 / 90 03-45 05

E-Mail: office@memofit.net
Internet: www.memofit.net

Anhang

memobox®-Aktivtraining

Die folgenden Hirnfitness-Übungen wurden von den »memofit«-Autoren entwickelt und können ohne PC durchgeführt werden. Sie fördern Gedächtnis, logisches Denken, Sprache, Konzentration und Raumwahrnehmung.

1 Gedächtnis

Personengedächtnis

Prägen Sie sich alle drei Gesichter mit den dazugehörenden Angaben ein.

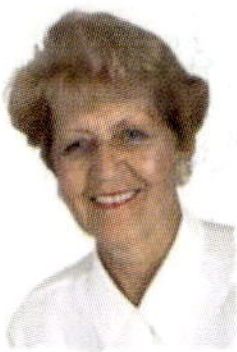

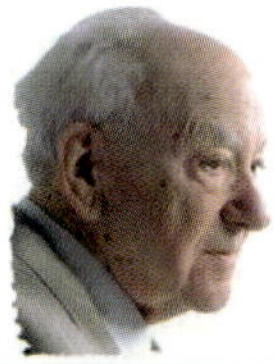

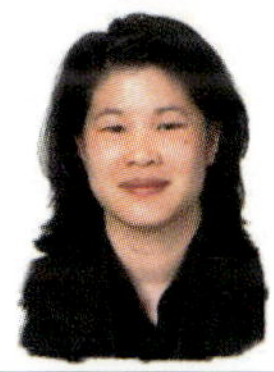

Maria Oberndorfer, 56 Jahre, Witwe Hobby: malen wohnhaft in Zürich 3 Kinder	Peter Friedel, 62 Jahre, Pensionist Hobby: fischen wohnhaft in England 7 Kinder	Susanna Jumin 33 Jahre, verheiratet Hobby: tanzen wohnhaft in Österreich 1 Kind

Decken Sie nun den Text und die Bilder ab und schreiben Sie sofort danach möglichst viele Angaben nieder.

1 Gedächtnis

Quiz

a Was ist eine Glosse?

- ☐ Glas
- ☐ Pfütze
- ☐ Randbemerkung
- ☐ Suppe

b Welchen anderen Namen hat der Schwarzbär noch?

- ☐ Kragenbär
- ☐ Baribal
- ☐ Grizzly
- ☐ Eisbär

c Was ist ein Meteor?

- ☐ Zusammenstoß
- ☐ Explosion
- ☐ Lichterscheinung
- ☐ Forscher

2 Denken

Buchstabenlabyrinth

Finden Sie die Buchstaben von A-Z der Reihe nach, welche fehlen?

G		H	A		T		D
	R	Q				Z	
	P			W	Y		
		O		E	B		
			F				
J	I			V			N
S			K		L		U

3 Rechnen

1 x 1 Rechnen

Welche Zahlen der 6er Reihe fehlen?

18		36		54
30			48	12

4 Sprache

Oberbegriffe

Wie heißt der exakte Oberbegriff für die vier Wörter in einer Zeile

1	**Tiere**	Delphin	Hund	Elefant	Gazelle
2	______	Bett	Sessel	Kasten	Tisch
3	______	Buche	Birke	Linde	Ahorn
4	______	Blockflöte	Tuba	Waldhorn	Posaune

5 Denken

Magisches Quadrat

Finden Sie alle Zahlen im Quadrat, sodass sich die Summen waagrecht und senkrecht zu 100 ergänzen.

100

	35	10
	40	
35		

6 Konzentration

Wortsuche

Wie oft findet sich das Wort: **TASCHE**

GUEVJKLUTASCHEERZBVGUVZBO
BUGUETASCHEZRBIUZTASCHEIO
GIBIUETASCHETASCHEHJSKIDSF
GIUIUZGTIEUIUIUBEIUZGIUFIEZ
TASCHEGIUZEIUGBREIUIEUZGIU
ZEIGUZEIOUZGIUEBIGETASCHEI

Lösungen

1 Gedächtnis – Quiz Lösung

a Randbemerkung
b Baribal
c Lichterscheinung

2 Denken – Buchstabenlabyrinth Lösung

Es fehlten die Buchstaben: **x, c, m**

3 Rechnen – 1x1 Rechnen Lösung

Folgende Zahlen in der er Reihe fehlten: **6, 24, 42, 60**

4 Sprache – Oberbegriffe Lösung

1 Tiere
2 Möbel
3 Laubbäume
4 Blasinstrument

5 Denken – Magisches Quadrat Lösung

100

55	35	10
10	40	**50**
35	**25**	**40**

6 Konzentration – Wortsuche Lösung

Das Wort **Tasche** war **7 mal** vorhanden.

1 Gedächtnis

Redewendungen ergänzen

a Ins Fettnäpfchen . . .

- [ ] springen
- [ ] schütten
- [ ] treten
- [ ] zielen

b Ein Auge ...

- [ ] zudrücken
- [ ] zerquetschen
- [ ] sehen
- [ ] ansehen

c Alles ... den Kamm scheren

- [ ] über
- [ ] auf
- [ ] um
- [ ] unter

d Etwas ... die Blume sagen

- [ ] in
- [ ] für
- [ ] unter
- [ ] durch

2 Denken

Wörter Zuordnen

Bei dieser Übung sind alle Angaben gegeben, es muss nur die richtige Zuordnung gefunden werden.

1) Renault	a) Eber
2) Laubbäume	b) Österreich
3) Euro	c) Europa
4) Hans Moser	d) Frankreich
5) Alpen	e) Cent
6) Ferkel	f) Birke

3 Denken

Bestimmungswörter

Vier Hauptwörter sind gegeben. Gesucht wird ein zu allen passendes Hauptwort.

1	**Baum**	Rinde	Grenze	Blüte	Stamm
2	______	Mal	Sprache	Korn	Kuchen
3	______	Fall	Macht	Frage	Sucht
4	______	Zug	Einsatz	Geist	Post
5	______	Öl	Kranz	Strauch	Montag

4 Sprache

Silbensuche

Ka—man—da—ne—ri—rot—se—te—va—

a Gefäß ______

b Gemüse ______

c Frucht ______

5 Konzentration

Zahlensuche

Wie oft findet sich die Zahl: **2907**

768529078930930290738932843
875484567895903403984229078
347298367892982907342983742
983742907678998347298347296
729078983290742907729837492
834726789934729340297865340

Lösungen

1 Gedächtnis

Redewendungen Lösung

a treten
b zudrücken
c über
d durch

2 Denken

Wörter Zuordnen Lösung

1d), 2f), 3e), 5c), 4b), 6a)

3 Denken

Bestimmungswörter Lösung

1 Baum
2 Mutter
3 Streit
4 Flaschen
5 Rosen

4 Sprache

Silbenrätsel Lösung

a Vase
b Karotte
c Mandarine

5 Konzentration

Zahlensuche Lösung

Die Zahl **2907** ist **8 mal** zu finden.

1 Gedächtnis

Bildergedächtnis

Prägen Sie sich die Bilder ein.

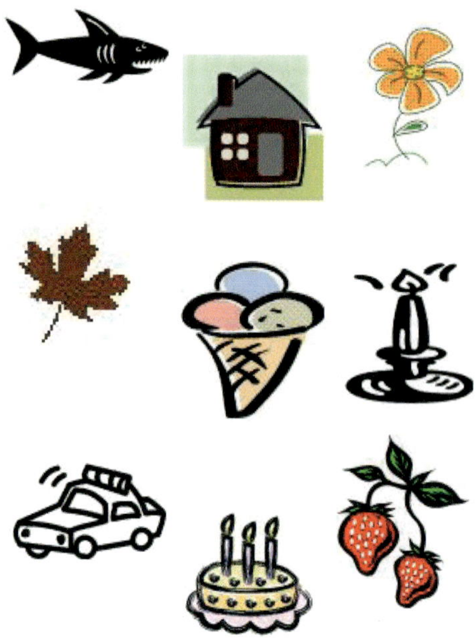

2 Konzentration

Wortsuche

Stellen Sie fest wie oft das Wort im Text versteckt ist:

LAUB

LAUBNDKNJGKBAKLSFBKJJ
NFISODOJIFDNSLLAUBFMK
DNGUEIFNJSDNCISBFJAND
KJSNFLAUBIEGFISNFJDBV
ULAUBDHNGLMFÖSLAUBRI
EHRKSENFYNFLSIFJKSFNL
XNCLKGHLSFMLKSJFIOSJF
LXMVIOSLAUBJFOMVLKJOI
LAUBDJNDLAUBAMLAUBND
KNJGKLAUHAKLSFBKJJNFI
SODOJIFDNSLFMKDNGUEI
FNJSDNCISLAUBBFJANDKJ
SNFIEGFISNFJDBVUDHNGL
MFÖSRIEHRKSENFYNFLSIF
JKSFNLXNCLKGHLSFMLKSJ
FIOSLAUBJFLXMVIOSJFOM
VLKJOIDJNDAMNDKNJGKB
AKLSFBKJJNFISOLAUBDOJ

3 Denken

Magisches Quadrat

Finden Sie alle Zahlen im Quadrat, sodass sich die Summen waagrecht und senkrecht zu 100 ergänzen.

100

	20	**45**
	60	
50		

4 Sprache

Außenseiter

a Welches der 4 Tiere hat kein Fell?

- ☐ Lama
- ☐ Seehund
- ☐ Seemöwe
- ☐ Pferd

5 Gedächtnis

Bildergedächtnis

Welche Bilder fehlen?

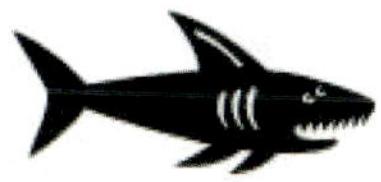

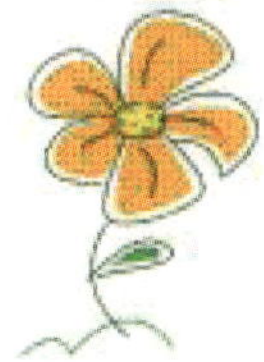

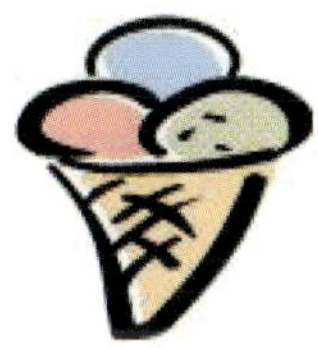

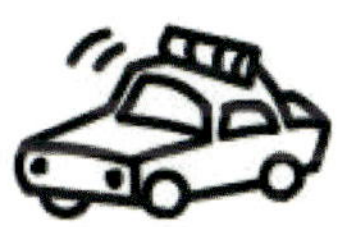

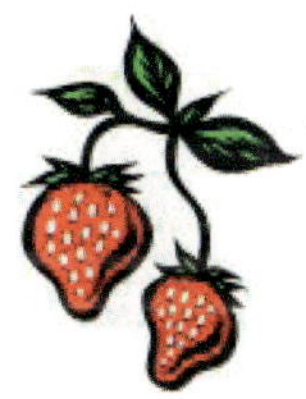

Lösungen

3 Denken

Magisches Quadrat Lösung

100

35	20	45
15	60	**25**
50	**20**	**30**

2 Konzentration

Wortsuche Lösung

Das Wort **LAUB** ist **12 mal** vorhanden.

4 Sprache

Außenseiter Lösung

a Seemöwe

1 Gedächtnis

Quiz

a Was außer Märchen hat Christian Anderson noch geschrieben?

- [ ] Gedichte
- [ ] Romane
- [ ] Kinderbücher
- [ ] Sachbücher

b Wer komponierte das Forellenquintett?

- [ ] Beethoven
- [ ] Mozart
- [ ] Bach
- [ ] Schubert

c In welcher Stimmlage singt Placido Domingo?

- [ ] Alt
- [ ] Tenor
- [ ] Bass
- [ ] Sopran

2 Denken

Flexibel Denken

Schreiben Sie die geschriebenen Zahlen in Ziffern.

Sechs	
Vierzehn	
Achtundzwanzig	
Vierundachtzig	
Zweiundneunzig	
Hundertzwanzig	
Vierhundertvierzig	
Achthundertvierundsechzig	
Dreihundertzweiundsiebzig	
Neunhundertdrei	
Siebenhundertsiebenundzwanzig	
Eintausendeinhundertvierunddreißig	
Viertausenddreihundertachtundsechzig	
Siebentausendsechshundertdrei	
Eintausendeinhundertzweiundzwanzig	
Viertausendvierhundertachtundvierzig	

Lösungen

1 Gedächtnis

Quiz Lösung

a Sachbücher **b** Schubert **c** Tenor

2 Denken

Flexibel Denken Lösung

6, 14, 28, 84, 92, 120, 440, 864, 372, 903, 727, 1134, 4368, 7603, 1122, 4448.

Literaturhinweise

Da Silva Kim. *Energie durch Bewegung*, Knaur, 1995.

Dennison Paul. *Brain-Gym*, Kirchzarten, Vak Verlag, 16. Auflage, 2004.

Grüber Isa. *Praxisbuch Kinesiologie*, Südwest.

Kiefer Ingrid, Zifko Udo. *Brainfood – Fit im Kopf durch richtige Ernährung*, Kneipp-Verlag, 2005.

Kontaktadressen

Nachfolgend einige wichtige Kontaktadressen für die Prävention von Gedächtnisstörungen sowie die Behandlung und Betreuung von Demenz-Patienten und deren Angehörigen.

Präventionszentrum Gesundes Gehirn
Früherkennung und Diagnose von beginnenden Gedächtnisstörungen, individuelle Beratung bezüglich Gedächtnistraining, Ernährung und Lebensstilmodifikation sowie Behandlung von Gedächtnisstörungen.

Leitung: DGKS Regina Bachlechner
Univ.-Doz. Dr. Ingrid Kiefer
Univ.-Prof. Dr. Michael Kunze
Univ.-Doz. Dr. Udo Zifko
Rudolfinerhaus
Billrothstraße 78
1190 Wien
Tel.: 0 664 / 63 93 623 (Barbara Pucher)
www.gesundesgehirn.at

ALZHEIMER ANGEHÖRIGENGRUPPEN UND BERATUNG IN ÖSTERREICH

Wien

Alzheimer Angehörige Austria
Selbsthilfegruppe
Frau Antonia Croy
1020 Wien, Obere Augartenstr. 26 – 28
Tel.: 01 / 332 51 66, Fax: 01 / 334 21 41
E-Mail: alzheimeraustria@via.at

Angehörigengruppe im SMZ-Ost
OA. Dr. Michael Rainer,
Frau Antonia Croy
Psychiatr. Abteilung, Station 38
1220 Wien, Langobardenstraße 122
Tel.: 01 / 28 802-3038
offene Gruppe: Treffen finden jeden
1. Donnerstag im Monat um 18 Uhr statt,
telefonische Nachfrage erbeten

GPZ GerontoPsychiatrisches Zentrum
OA Dr. Georg Psota,
Sechsschimmelgasse 21, 1090 Wien
Tel.: 01 / 3 10 00 16
jeden Mittwoch von 15 – 19 Uhr

Psychiatrisches Krankenhaus der Stadt Wien, Tagesklinik 14/3
Fr. Mag. Andreas Halasz-Stepansky
Fr. Dr. Barbara Mackinger-Trimmel
1145 Wien, Baumgartner Höhe 1
Tel.: 01 / 91 060-21430
Fax: 01 / 91 060-49848
www.ows.at
Einzelbetreuung nach tel. Vereinbarung

Caritas Socialis
Geriatrie u. Alzheimer Tageszentrum
Diplomkrankenpfleger Max Weber
1030 Wien, Oberzellergasse 1
Tel.: 01 / 717 53-531

Caritas Socialis
Geriatrie u. Alzheimer Tageszentrum
Frau Mag. Gläubmüller
1090 Wien, Pramergasse 7
Tel.: 01 / 316 63-132 od. 131

Caritas Socialis
Integrativ-Geriatrisches Tageszentrum
Frau Bogumila Banczi
1230 Wien, Machgasse 1
Tel.: 01 / 888 26 08-86

Alzheimer Angehörigen-Beratung
(kostenpflichtig)
Renate Heise, Lebens- und Sozialberaterin
1190 Wien, Sieveringerstr. 110, Haus 5
Tel./Fax: 01 / 479 53 48
E-Mail: renate.heise.lebensberatung@aon.at

Niederösterreich

Dachverband der NÖ. Selbsthilfegruppen
Traude Izaak 0664 593 4584
Landhaus – Boulevard, Haus 4
Postfach 26, 3100 St. Pölten
Tel.: 0 27 42 / 2 26 44 Fax: 0 27 42 / 2 26 86
E-Mail: noe.dvb@aon.at
www.selbsthilfenoe.at

NÖ. Landesnervenkrankenhaus Gugging
Geronto-Psychiatrische Abteilung
Hauptstraße 2, Maria Gugging
3400 Klosterneuburg Kontaktperson:
Herr Primar Werner Brosch
Tel: 0 22 43 / 9 05 55, Fax DW 688

Treffpunkt: Alzheimer Angehörige
Caritas Sozialstation, Pater Jordan-Haus
Maria Schmelzer
2130 Mistelbach, Pfarrgasse 3
Tel.: 0 25 72 / 38 92
E-Mail: sst.mistelbach@caritas-wien.at

Hilfswerk Baden
DGKS Hildegard Trink
mobil: 0 676 / 5 80 79 60
Dr. Walter Schuchlenz
2500 Baden, Pergerstr. 15
Tel.: 0 22 52 / 8 62 60
Fax: 0 22 52 / 8 62 607
E-Mail: hildegard.trink@gmx.at
www.alzheimerangehoerige-baden.com

Selbsthilfegruppe für Alzheimer und Demenz
Hilfe zur Selbsthilfe für seelische Gesundheit
3100 St. Pölten, Bahnhofsplatz 10,
2. Stock,Top 1
Mobil: 0 664 / 4 04 05 95
Tel.: 0 27 42 / 2 29 66, Fax: DW 4
E-Mail: hssq@aon.at
http://web.utanet.at/hssg

Selbsthilfegruppe Alzheimer / Demenz
Hannelore Pichler
3462 Absdorf, Bahnhofstrasse 16
Tel.: 0 22 78 / 7 10 00, Fax-DW 4
E-Mail: die.pichlers1@aon.at

Gertrude Grabenwöger
2801 Katzelsdorf, Fichtenweg 5
Tel.: 0 26 22 / 4 45 67

Burgenland

Frau Ulrike Macher
7572 Rohrbrunn 19
Tel. und Fax: 0 33 83 / 31 77

Oberösterreich

Landes-Nervenklinik Wagner-Jauregg
Herr Prim. Univ.-Doz.
Dr. Friedrich Leblhuber
Wagner-Jauregg-Weg 15, 4020 Linz
Tel.: 0 732 / 69 21-0
Fax: DW 2119

IGF (Integrierter Gesundheits- und Sozialsprengel der Stadt Wels)
Frau OA Dr. Ulrike Auinger
Hans Sachs-Str. 4, 4600 Wels
Treffen: jeden 3. Donnerstag im Monat von 18 – 20 Uhr (ausgenommen Juli/August/Dezember)
Tel.: 0 72 42 / 699-210 od. 211
Fax: 0 72 42 / 699-201

Morbus Alzheimer Selbsthilfe
Frau Felicitas Zehetner
4820 Bad Ischl, Lindaustraße 28
Tel.: 0 61 32 / 21 4 10 Fax DW 10
E-Mail: verein@mas.or.at
www.mas.or.at
Bürozeiten (Auskunft, Information):
Mo. bis Fr.: 8.30 – 12 Uhr
Nur gegen Anmeldung

SHG für pflegende Angehörige
Alzheimer und verwirrte Menschen
Initiator Rudolf Scheinecker
IGS der Stadt Wels
4600 Wels, Hans Sachs-Str. 4
Tel.: 0 72 42 / 699-210 u. 211 Fax: 699-201

Kärnten

Herr Reinhold Walcher
Josef Schmidstraße 22, 9063 Maria Saal
Tel. und Fax: 0 42 23 / 23 39

LKH Wolfsberg
Herr Prim. Dr. Ernst Pesec
Med. Geriatrische Abteilung
9400 Wolfsberg, Paul Hackhoferstr. 9
Demenzberatung: jeden 3. Donnerstag im Monat um 18 Uhr im Therapieraum Geriatrie
Tel.: 0 43 52 / 533-453
Fax: 0 43 52 / 533-455

Frau Maria Wilhelm
9871 Seeboden
Mobil: 0 664 / 4 88 03 90

Gesundheits- und Sozialsprengel Nußdorf-Debant, Herr Ebner
Hermann-Gmeiner Straße 4
9990 Nußdorf-Debant
Tel./Fax: 0 48 52 / 64 633
Gruppentreffen jeden ersten Dienstag im Monat um 15 Uhr

Steiermark

Landesnervenkrankenhaus Graz
Herr Prim. Dr. F. Yazdani
Wagner-Jauregg-Platz 1, 8011 Graz
Tel.: 0 316 / 21 91-2216
Gerontopsychiatrie der LSF Graz
D-Gebäude, 1. Stock
Wagner-Jauregg-Platz 9
Anmeldung im Sekretariat unter
0 316 / 21 91-2216

Frau Veada Stoff
Amselgasse 11
8020 Graz
Tel. und Fax: 0 316 / 27 55 75

Soziales Service Graz-Nord
Frau Maria Knoller (Tageszentrum)
Flosslendstraße 18, 8020 Graz
Selbsthilfegruppe jeden 1. Mittwoch
im Monat ab 19.30 Uhr
Tel.: 0 316 / 70 60 29 01
E-Mail: tageszentrum@compass.org.at

Psychosoziales Zentrum Graz Ost
Frau Dr. Brigitte Fuchs-Nieder
Hasnerplatz 4, 8010 Graz
Kontaktperson: Mag. Gerhard Hermann
Tel.: 0 316 / 67 60 76
(Mo. bis Do.: 9 – 15 Uhr, Fr. 9 – 13Uhr)
Fax: DW 16

Sozialmedizinisches Zentrum Liebenau
Liebenauer Hauptstraße 102, 8041 Graz
Kontaktperson: Frau Heike Gremsl
Tel.: 0 316 / 42 81 61,
Fax: 0 316 / 46 23 40-19
Mo, Di, Mi und Fr-Vormittag,
Do-Nachmittag
E-Mail: smz@smz.at

Sozial- und Begegnungszentrum
Herr Mag. Roland Moser
8010 Graz, Maiffredygasse 4
Tel.: 0 316 / 38 21 31,
Fax: 0 316 / 38 23 88
E-Mail: sbz@sime.com

Integrierter Sozialer und Gesundheitssprengel
Frau Sr. Elisabeth Knaus
Johann Böhmstraße 27, 8605 Kapfenberg
Tel.: 0 38 62 / 2 15 00-3,
Fax: 0 38 62 / 2 15 00-4
E-Mail: isgs-kapfenberg@utanet.at
regelmäßige Treffen der Angehörigengruppe
in der Grazer Str. 13
auch Einzelberatung möglich

Salzburg

Alzheimer-Angehörigen-Gruppe
Christian Doppler Landesnervenklinik
Salzburg
Neurologische Abteilung
Herr Prim. Univ.-Prof. HR Dr. Gunther
Ladurner
Herr OA. Dr. Gernot Luthringshausen
Herr Dr. Titus H. Moroder
5020 Salzburg, Ignaz Harrer-Str. 79
Tel.: 0 662 / 44 83-3001,
Fax: 0 662 / 44 83-3004
E-Mail: g.luthringshausen@salk.at

Christian Doppler Landesnervenklinik Salzburg
Abteilung für Geriatrie,
Frau Dr. Christa Erhart
Ignaz-Harrer-Straße 79, 5020 Salzburg
Tel: 0 662 / 44 83-4131,
Fax: 0 662 / 44 83-4134
Angehörigenberatung findet nach
Terminvereinbarung in der Geriatrischen
Ambulanz statt

Amt für Seniorenbetreuung Magistrat Salzburg, Frau Stefanie Prehauser
St. Julien-Str. 20, 5020 Salzburg
Tel.: 0 662 / 80 72-3254 oder:
Sozialstation Rauchgründe
Gruppen und Angehörigenberatungen
nach Voranmeldung
Innsbrucker Bundesstraße 36, 5020 Salzburg

Selbsthilfe Salzburg
Frau Dr. Anneliese Grafinger
erreichbar Dienstag bis Freitag: 8 – 11 Uhr
Faberstr. 19–23, 5024 Salzburg
Tel.: 0 662 / 88 89-258, Fax: DW 492
E-Mail: selbsthilfe@salzburg.co.at

Sozial- und Gesundheitszentrum Angehörigenberatung für Alzheimerpatienten
Frau Elfriede Peter-Sonnleitner
Grazer Bundesstraße 6, A-5020 Salzburg
Tel.: 0 662 / 64 91 40-0
Einmal im Monat nach Terminvorgabe

Seniorenheimverwaltung Magistrat Salzburg
Ärztlicher Leiter DDr.Randolf Messer
Mirabellplatz 6, 5020 Salzburg
Tel.: 0 662 / 80 72-3298,
Fax: 0 662 / 80 72-2069
randolf.messer@stadt-salzburg.at

Tirol

Alzheimer Angehörigengruppe Tirol
memory Arbeitsgemeinschaft
Sozialsprengel Dreiheiligen
Dreiheiligenstraße 2, 6020 Innsbruck
Gedächtnissprechstunde
Frau Mag. Christine Schnaiter
0 664 / 3 95 91 23
www.selbsthilfe-tirol.at
jeden 1. Montag im Monat
von 17.00 bis 18.30 Uhr

Frau Hannelore Mark
Weinberg 21a, 6460 Imst/Tirol
Tel.: 0 54 12 / 6 61 07
(am besten abends bis 21 Uhr erreichbar)

Bezirkskrankenhaus Kufstein Abteilung Psychiatrie
Herr Primar Univ.-Doz.
Dr. Carl Hermann Miller
Endach 27, 6330 Kufstein
Tel.: 0 53 72 / 69 66-3805,
Fax: 0 53 72 / 6 47 70

Bezirkskrankenhaus Kufstein Abteilung Neurologie
Herr Dr. Wolfgang Berger
6330 Kufstein, Endach 27
Tel.: 0 53 72 / 69 66-3405,
Fax: 0 53 72 / 69 66-1934
Jeden Donnerstag nachmittag

Univ.-Klinik für Neurologie / Innsbruck Gedächtnisambulanz
A. Prof. Dr. T. Benke
Mi: 9 – 13 Uhr, Fr: 12 – 16 Uhr
6020 Innsbruck, Anichstraße 35
Tel: 0 512 / 504-4239 o. 3880,
Fax. 0 512 / 504-4260

Psychiatrisches Krankenhaus des Landes Tirol, Gedächtnisambulanz
OA Dr. Douglas Imarhiagbe
6060 Hall in Tirol
Tel.: 0 52 23 / 508-22 76,
Fax.: 0 52 23 / 508-22 85
E-Mail: douglas.imarhiagbe@tilak.or.at

Vorarlberg

Club Antenne Arbeitsgemeinschaft für psychosoziale Selbsthilfe
Frau Isabella Tschemernjak
Moosmahdstraße 4/1, A-6850 Dornbirn
Tel. und Fax: 0 55 72 / 2 63 74

Arbeitskreis für Vorsorge-und Sozialmedizin gemeinnützige Betriebs GmbH (AKS Bludenz)
Herr DSA Johannes Wolf-Nuderscher
Hermann Sandnerstraße 3/1, 6700 Bludenz
Tel: 0 55 52 / 6 50 35,
Fax: 0 55 52 / 6 50 35-4
E-Mail: johannes.wolf@aks.or.at

Arbeitskreis für Vorsorge- und Sozialmedizin
Rheinstraße 61, Postfach 304, 6901 Bregenz
Tel: 0 55 74 / 6 45 70, www.aks.or.at

Demenz in:
Sozialpsychiatrische Dienste-Bludenz:
Jürgen Isopp, Tel.: 0 55 52 / 6 50 35,
juergen.isopp@aks.or.at
Sozialpsychiatrische Dienste-Egg:
Erika Waldner, Tel.: 0 55 12 / 38 08,
erika.waldnerner@aks.or.at
Sozialpsychiatrische Dienste-Dornbirn:
Brigitte Plieger, Tel.: 0 55 72 / 2 19 54,
brigitte.plieger@aks.or.at
Sozialpsychiatrische Dienste-Götzis:
Susanne Gspan, Tel.: 0 55 23 / 5 16 77,
susanne.gspan@aks.or.at

Psychische Erkrankung in:
Sozialpsychiatrische Dienste-Bludenz:
Jürgen Isopp, Tel.: 0 55 52 / 6 50 35,
juergen.isopp@aks.or.at
Sozialpsychiatrische Dienste-Egg:
Erika Waldner, Tel.: 0 55 12 / 38 08,
erika.waldnerner@aks.or.at

PsychoSoziale Gesundheitsdienste Bregenz
Frau Dr. Ingrid Künz
6900 Bregenz, Kolumbanstraße 4
Tel: 0 55 74 / 4 82 95 (tägl. 8 – 9 Uhr)
Angehörigengruppe: pro Jahr finden 2 Blockveranstaltungen statt

Demenzprojekt Feldkirch
Gruppe für Betroffene und deren Angehörige,
Dr. Adelheid Gassner-Briem
6800 Feldkirch, Rappenwaldstraße 55
Tel und Fax: 0 55 22 / 7 49 67,
E-Mail: Gassner-Briem@inode.at
www.gasser-briem.com

Senioren-Betreuung Feldkirch
Helmut Wehinger
6800 Feldkirch, Haus Nofels
Tel.: 0 55 22 / 3 42 22 22

Fachpraxis OA Dr. Reinhard Bacher
Abklärung von Gedächtnisstörungen, Angehörigen- und Pflegeberatung
6706 Bürs, Hauptstraße 4/2
Tel.: 0 55 52 / 6 23 23,
Fax: 0 55 52 / 6 23 23-40
E-Mail: dr.bacher.reinhard@aon.at
jeden 2. Dienstag im Monat

Geriatr. Assessment,
Abt. Innere Medizin, OA Dr. Markus Gosch
Hochzirl 1
Tel: 0 52 38 / 501-5010
LKH Hochzirl/Anna-Dengel-Haus,
6170 Hochzirl

Wichtige Adressen

Österreich

Österreichische Alzheimer Gesellschaft
AKH Wien, Univ.-Klinik für Neurologie
Klin. Abteilung für Klinische Neurologie
1090 Wien, Währinger Gürtel 18 – 20
Univ. Prof. Dr. Peter Dal-Bianco
Tel.: 01 / 40 400-31 48,
Fax: 01 / 40 400-31 41